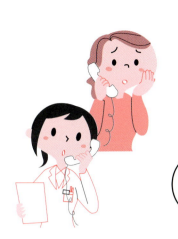
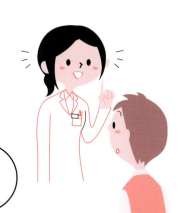

基礎（いち）から学ぶ！

行動科学
理論とその技法

編集
日本ファーマシューティカルコミュニケーション学会

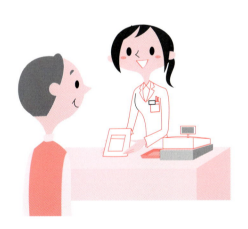

薬事日報社

序

　薬剤師のコミュニケーションは、従来「情報提供」という言葉に集約されるように、患者もしくは他の医療従事者に正確な情報を効率的に伝える、というものが中心的であった。社会情勢の変化に伴い、様々な医療政策が打ち出され、今後の薬剤師の業務は対物から対人を重視するものであると強調されている。対人を重視するといっても、具体的にはどうすればいいのか。教育の現場はどうかと言えば薬学教育6年制が開始して以来12年が経過、既にコアカリキュラムの改訂が行われ、臨床教育や患者志向がより一層重視されている。コミュニケーション教育も進化しており、単に心理学の基礎を学ぶ授業から、患者や他の医療職との適切な関係性を築くことを目的とした、行動科学の学習を取り入れる動きも始まっている。他者との良好な関係を築くことはもちろんであるが、特に自身の行動変容が望まれる患者など、問題を抱えた他者に対応するには、人の行動の成り立ちやその背景に存在する個別的な事情を理解し、時として科学的に分析する必要がある。そのうえで、本人の気づきや自発的行動を促すための方策を身につけておかねばならない。

　他者との人間関係について、様々な理論的分析を本書から学ぶことで、個々人が経験的に対応している社会的関係を、より円滑で豊かなものにすることができるだろう。他者を理解することは、無用なストレスを減らすことにも繋がる。現代人が遭遇する様々なストレスと、それに対応する方策、すなわちストレスコーピングの手法を身につけることは、医療人として自分自身を守り、ひいては患者・家族を守ることになる。さらには、社会全体のメンタルヘルスを支える基盤にもなり得ると考えられる。本書の後半では、豊富な事例が紹介されており、対人援助者として、すなわちかかりつけ薬剤師としての役目を果たすための具体的な考え方や行動を学ぶことができる。高齢社会で増え続ける生活習慣病は自己コントロールが鍵となるものであり、望ましい健康行動を促すには患者・生活者の気持ちを理解し共感することが出発点となる。薬剤師が対人業務に注力するための、理論的基盤や具体的行動を本書から学んでいただければ幸いである。

　2018年3月

日本ファーマシューティカルコミュニケーション学会
会長　平井 みどり

CONTENTS

第1章 人の行動とその成り立ち

(執筆：後藤惠子)

① 学習の成り立ち 12
1 人の行動と学習 12
2 レスポンデント条件づけ(古典的条件づけ)理論 12
3 オペラント条件づけ(道具的条件づけ) 17
4 観察学習 19

② 動機づけ 21
1 行動と動機づけ 22
2 動機づけの段階 22
3 一次的欲求(生理的動機)と二次的欲求(社会的動機) 23
4 内発的動機と外発的動機 24
5 期待－価値理論 26
6 動機づけへの影響要因 26

第2章 ストレスと適応

(執筆：井手口直子)

① 主なストレス学説 30
1 「ストレス」という語とその扱いについて 30
2 ストレスマネジメントの生物学的基礎 31
3 心理社会ストレスと健康障害の考え方 33
4 ストレスのシステム理論(systems theory) 37

② ストレスコーピング 38
1 コーピングの概念の変遷 38
2 ストレスコーピングの個人的傾向の診断 40
3 薬剤師が感じるストレスとコーピング、そして調剤ミスの関係 40
4 ストレスとレジリエンス 45

第3章 人間理解

（執筆：土屋明美）

1 ライフサイクルと心の発達・発達課題 …… 51
1 アイデンティティー …… 51

2 働き盛りの心理・行動・生活 …… 56
1 成人期の発達課題と生活 …… 56
2 中年期のアイデンティティー再体制化 …… 56
3 喪失経験による成長 …… 57
4 慢性疾患を持つことによるポジティブな心理的発達 …… 57
5 職場のメンタルヘルス対策 …… 58

3 高齢者の心理・行動・生活 …… 59
1 老年的超越 …… 59
2 サクセスフルエイジング …… 59
3 高齢者の閉じこもり …… 60
4 高齢者のうつ病の予防 …… 61
5 認知症 …… 61

4 パーソナリティーからみた人間理解 …… 62
1 パーソナリティーとは …… 62
2 パーソナリティーの類型論と特性論 …… 63
3 パーソナリティーの理論 …… 64
4 自我の防衛機制 …… 65

第4章 人間関係

1 対人行動 （執筆：土屋明美） …… 69
1 対人行動 …… 69

2 集団の人間関係 （執筆：土屋明美） …… 74
1 集団の最小単位としての三者関係 …… 74
2 集団の特性 …… 75

3 個人と集団の関係 ……………………………………………………… 76
4 リーダーシップ ……………………………………………………… 77

③ 心理療法の系譜（執筆：土屋明美）……………………………… 80
1 心理療法について ………………………………………………… 81
2 精神分析療法 ……………………………………………………… 81
3 カウンセリング …………………………………………………… 82
4 認知行動療法 ……………………………………………………… 83
5 アドラー心理学 …………………………………………………… 83
6 集団療法 …………………………………………………………… 83
7 その他 ……………………………………………………………… 84

④ 交流分析理論（執筆：有田悦子）………………………………… 84
1 交流分析理論(Transactional Analysis) ………………………… 84
2 交流分析の方法 …………………………………………………… 85
3 交流分析による基本的対人態度 ………………………………… 88

⑤ アサーション理論（執筆：半谷眞七子）………………………… 88
1 アサーション(assertion)とは …………………………………… 88
2 アサーティブな態度を身につける言語表現 …………………… 90

⑥ 家族システム（執筆：土屋明美）………………………………… 93
1 システムとしての家族について ………………………………… 94
2 直線的因果律と円環的因果律 …………………………………… 95
3 家族機能の再生へ向けて ………………………………………… 96

⑦ 関係性の病い（執筆：土屋明美）………………………………… 96
1 共依存という考え方 ……………………………………………… 97
2 嗜癖について ……………………………………………………… 98
3 関係性の病いからの回復 ………………………………………… 99

⑧ 疾病利得（執筆：有田悦子）……………………………………… 100
1 病気になること …………………………………………………… 100
2 "病者"でいる利益 ………………………………………………… 100
3 "疾病利得"への対応 ……………………………………………… 101

⑨ 専門家と患者（執筆：土屋明美）………………………………… 102
1 医師―患者関係の変化 …………………………………………… 102

2 患者のナラティブを聴く　疾病(disease)と病い(illness) ········ 103
3 コミュニケーションの意義 ····················· 104
4 新しいチーム医療へ ················ 105

10 ソーシャルスキルトレーニング（執筆：有田悦子）··················· 106
1 ソーシャルスキルトレーニング(Social Skill Training：SST)とは ··· 106
2 ソーシャルスキルトレーニングの手順 ···························· 107

第5章 健康行動の諸理論と活用

1 認知行動療法(Cognitive Behavioral Therapy：CBT)
（執筆：有田悦子）····················· 111
1 認知行動療法(Cognitive behavioral therapy：CBT)とは ······· 111
2 認知行動療法の代表的なアプローチ ···················· 112
3 認知行動療法の進め方 ···················· 113

2 健康信念モデル（執筆：篠﨑泉）··················· 114
1 健康面でこのままではまずいという「危機感」の認識 ················· 115
2 健康問題に関する「利益」＞「負担」の認識 ···················· 115

3 変化(行動変容)のステージモデル（執筆：後藤惠子）··········· 117
1 行動変容の準備状況に応じたアプローチ ···················· 117
2 ５つの行動変容のステージと変化のプロセス ·················· 118

4 エンパワメント（執筆：富澤崇）··················· 122
1 エンパワメントの原則 ···················· 123
2 エンパワメント・アプローチ ···················· 123
3 エンパワメントの課題 ···················· 124

第6章 ケーススタディ

1 ダイエットを成功させる 行動療法からのアプローチ
（執筆：後藤惠子） ……………………………………………………………… 126

2 実務実習における学生指導 コーチングでアプローチ
（執筆：野呂瀬崇彦） ………………………………………………………… 131

3 試験前にレポート課題が！ ストレスとコーピング
（執筆：井手口直子） ………………………………………………………… 134

4 セルフケア マインドフルネスを活用して
（執筆：土屋明美、田中悦子） ……………………………………………… 137
1 セルフケアについて ……………………………………………………… 138
2 マインドフルネスとは ……………………………………………………… 138
3 マインドフルネスを用いたセルフケア ………………………………… 139

5 高齢者とのコミュニケーション 回想法によるアプローチ
（執筆：土屋明美） …………………………………………………………… 143
1 回想法について ……………………………………………………………… 143
2 認知症病棟での回想法 …………………………………………………… 145
3 高齢者とのコミュニケーションの留意点 …………………………… 147

6 「がんサバイバー」への対応 NBM(Narrative based
medicine)によるアプローチ （執筆：有田悦子） …………………… 148

7 在宅訪問業務 家族療法の視点から
（執筆：土屋明美、荒川有紀子） ………………………………………… 154
1 在宅訪問業務 ……………………………………………………………… 154
2 在宅訪問業務に関連する家族療法 ……………………………………… 154

8 チーム医療での他職種への対応 アサーティブな態度での
アプローチ （執筆：半谷眞七子） ……………………………………… 160

9 「考え方のクセが影響している服薬アドヒアランス不良な患者」への対応
認知再構成法を用いた服薬支援アプローチ
（執筆：渡邉文之） ·········· 165

10 禁煙治療をサポートするアプローチ
（執筆：亀井美和子） ·········· 170

執筆者一覧

後藤 惠子（東京理科大学研究推進機構総合研究院客員教授）

井手口直子（帝京平成大学薬学部薬学科教授）

土屋 明美（元東京薬科大学薬学部教授）

有田 悦子（北里大学薬学部教授）

半谷眞七子（名城大学薬学部薬学科准教授）

篠﨑 　泉（元東京理科大学薬学部臨床講師）

富澤 　崇（城西国際大学薬学部医療薬学科准教授）

野呂瀬崇彦（帝京大学薬学部薬学教育研究センター教授）

田中 悦子（東京薬科大学薬学部客員講師）

荒川有紀子（東京薬科大学薬学部客員講師）

渡邉 文之（日本大学薬学部薬学科教授）

亀井美和子（帝京平成大学薬学部薬学科教授）

＜本書で取り上げる内容と関連するコアカリ一覧＞

薬学教育モデル・コアカリキュラム		
A　基本事項 **（3）信頼関係の構築**		
GIO　患者・生活者、他の職種との対話を通じて相手の心理、立場、環境を理解し、信頼関係を構築するために役立つ能力を身につける。		
①コミュニケーション	1	意思、情報の伝達に必要な要素について説明できる。
	2	言語的及び非言語的コミュニケーションについて説明できる。
	3	相手の立場、文化、習慣等によって、コミュニケーションの在り方が異なることを挙げて説明できる。
	4	対人関係に影響を及ぼす心理的要因について概説できる。
	5	相手の心理状態とその変化に配慮し、対応する。（態度）
	6	自分の心理状態を意識して、他者と接することができる。（態度）
	7	適切な聴き方、質問を通じて相手の考えや感情を理解するように努める。（技能・態度）
	8	適切な手段により自分の考えや感情を相手に伝えることができる。（技能・態度）
	9	他者の意見を尊重し、協力してよりよい解決法を見出すことができる。（知識・技能・態度）
②患者・生活者と薬剤師	1	患者や家族、周囲の人々の心身に及ぼす病気やケアの影響について説明できる。
	2	患者・家族・生活者の心身の状態や多様な価値観に配慮して行動する。（態度）
（4）多職種連携協働とチーム医療		
GIO　医療・福祉・行政・教育機関及び関連職種の連携の必要性を理解し、チームの一員としての在り方を身につける。		
	1	保健、医療、福祉、介護における多職種連携協働及びチーム医療の意義について説明できる。
	2	多職種連携協働に関わる薬剤師、各職種及び行政の役割について説明できる。
	3	チーム医療に関わる薬剤師、各職種、患者・家族の役割について説明できる。
	4	自己の能力の限界を認識し、状況に応じて他者に協力・支援を求める。（態度）
	5	チームワークと情報共有の重要性を理解し、チームの一員としての役割を積極的に果たすように努める。（知識・態度）
薬学準備教育ガイドライン（例示）		
（2）人の行動と心理		
GIO　人の行動と心理に関する基本的な知識と考え方を修得する。		
①人の行動とその成り立ち	1	行動と知覚、学習、記憶、認知、言語、思考、性格との関係について概説できる。
	2	行動と人の内的要因、社会・文化的環境との関係について概説できる。

	3	本能行動と学習行動について説明できる。
①人の行動と その成り立ち	4	レスポンデント条件づけとオペラント条件づけについて説明できる。
	5	社会的学習 (モデリング、観察学習、模倣学習)について概説できる。
	6	健康行動の理論 (健康信念モデル、変化のステージモデルなど)について概説できる。
②動機づけ	1	生理的動機、内発的動機、および社会的動機について概説できる。
	2	欲求とフラストレーション・葛藤との関連について概説できる。
	3	適応 (防衛)機制について概説できる。
③ストレス	1	主なストレス学説について概説できる。
	2	人生や日常生活におけるストレッサーについて例示できる。
	3	ストレスコーピングについて概説できる。
④生涯発達	1	こころの発達の原理について概説できる。
	2	ライフサイクルの各段階におけるこころの発達の特徴および発達課題について概説できる。
	3	こころの発達にかかわる遺伝的要因と環境的要因について概説できる。
⑤パーソナリティー	1	性格の類型について概説できる。
	2	知能の発達と経年変化について概説できる。
	3	役割理論について概説できる。
	4	ジェンダーの形成について概説できる。
⑥人間関係	1	人間関係における欲求と行動の関係について概説できる。
	2	主な対人行動(援助、攻撃等)について概説できる。
	3	集団の中の人間関係 (競争と協同、同調、服従と抵抗、リーダーシップ)について概説できる。
	4	人間関係と健康心理との関係について概説できる。

薬学アドバンスト教育ガイドライン (例示)

A 基本事項

①患者安全と薬学の 防止〔関連コアカリ: (1)③〕	1	WHOの患者安全の考え方に基づき、医療提供プロセスや患者環境における潜在的なリスクを見出し、対応策を提案できる。
②コミュニケーション 〔関連コアカリ:(3) ③〕	1	心理療法の基礎理論 (精神分析、認知行動療法、来談者中心療法など)とその活用法について説明できる。
	2	代表的な精神障害 (統合失調症、うつ病など)・パーソナリティ障害 (境界性パーソナリティ障害、自己愛性パーソナリティ障害など)・発達障害の症状およびコミュニケーションの特徴について概説できる。

＊番号を色で示したものが本書で取り上げるコアカリキュラム

第1章
人の行動とその成り立ち

そもそも人の行動はどのようにして成り立っているのか、学習という概念に焦点を当てて学んでいきます。学習といえば新しい知識を習得することと考えがちですが、心理学では学習を「経験の結果として生じる、比較的永続的な行動の変容」と定義づけています。高血圧や糖尿病、脂質異常症の要因となる喫煙、過食などの好ましくない生活習慣も、日々の生活の中で学習した結果と捉えることができるのです。

どのようにして学習が成立するのか、そのメカニズムを知ることはさらなる行動変容支援の手がかりを得ることにもつながるでしょう。本章では、学習理論とともに、行動の動機づけに関する諸理論についても学びます。

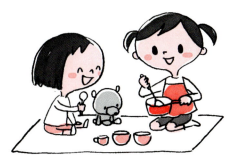

子どもたちのおままごとの風景
右側が本書の主役、ピーコさんの幼い頃。
左側はピーコさんの妹。

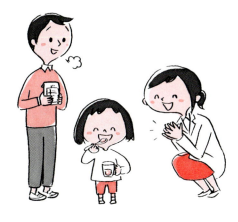

おくすり飲めた！
ホッとするパパに見守られ、
ピーコさんは拍手！

① 学習の成り立ち

関連するSBOs

▶薬学準備教育ガイドライン　(2)人の行動と心理
①人の行動とその成り立ち　▶3. 本能行動と学習行動について説明できる。　▶4. レスポンデント条件づけとオペラント条件づけについて説明できる。　▶5. 社会的学習 (モデリング、観察学習、模倣学習)について概説できる。

キーワード　本能行動　レスポンデント条件づけ (古典的条件づけ)
オペラント条件づけ (道具的条件づけ)　観察学習

　ここでは、学習の成り立ちを理解するために、基本となる3つの学習過程である①**レスポンデント条件づけ (古典的条件づけ)**による学習、②**オペラント条件づけ (道具的条件づけ)**による学習、③**観察**による学習を示し、日常や臨床の場でどのように応用されているかについて紹介します。

1　人の行動と学習

　人や動物の行動には、食べものを口に入れると唾液が分泌する唾液反射、光を目に当てると瞳孔が縮む瞳孔反射など、いわば生理的反応というべき**本能行動**があります。本能行動は、これまで学習行動の対概念と位置づけられてきましたが、近年、人を含む動物のほとんどの行動が遺伝的要因を前提としながらも、学習や環境的要因の影響を少なからず受けることが分かってきています。

　刺激に誘発され受動的に生じる生得的反応である**レスポンデント行動 (respondents)**に対して、結果を求めて能動的に起こす行動は**オペラント行動 (operants)**と呼ばれます。これらの行動の反応頻度は、ある手続きをとることによって変容し、この学習手続きを"条件づけ"といいます。

2　レスポンデント条件づけ (古典的条件づけ) 理論

2-1　レスポンデント条件づけの形成

　生理学者パブロフ (I.P. Pavlov)は、イヌを用いた消化腺の研究中に、イヌの唾液が餌を食べている時だけではなく、餌を運ぶ人の出現や近づく足音によっても生じることに気づきました。パブロフは、従来の生理学的研究とは別にこの気づきを発展させ、**レスポン**

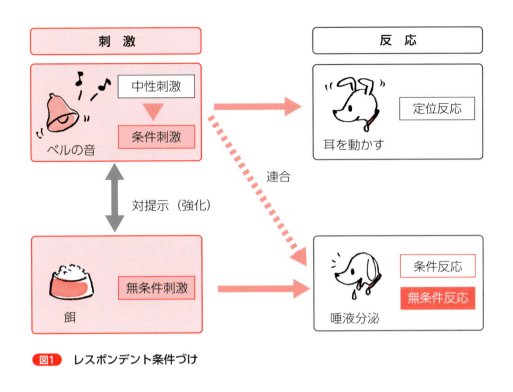

図1 レスポンデント条件づけ

デント条件づけという学習理論を構築しました。

イヌの口に餌を入れると唾液が分泌するという生得的な反応を**無条件反応**といい、無条件反応を引き起こす刺激（ここでは餌）は**無条件刺激**と呼ばれます。本来、足音やベルの音など、唾液を誘発することのない**中性刺激**を与えても、イヌは耳を動かすといった定位反応しか示しません。ところが、ベルの音（中性刺激）と餌（無条件刺激）を同時に提示（対提示）することを繰り返すと、イヌはベルの音を提示されただけで唾液を分泌するようになります。これが条件反応であり、新たに唾液を誘発する機能を獲得したベルの音を**条件刺激**と呼びます（図1）。

このように、中性刺激と無条件刺激を何度も対提示される経験を経て、中性刺激と唾液分泌に新たな結びつき（連合）が確立される過程を**レスポンデント条件づけ**、また、最初に誕生した条件づけ理論であることから**古典的条件づけ**と呼んでいます。

2-2 古典的条件づけの刺激般化

条件刺激と無条件刺激の対提示により条件反応が獲得された後に、条件刺激と似た刺激に対しても条件反応を起こすことを**般化**といいます。この般化に関連する実験として、行動心理学の開祖ワトソン（J.B. Watoson）とレイナー（R. Raynor）が、生後11ヶ月のアルバートという乳児に行った研究を紹介します。

アルバートは最初、大きな物音を怖がりましたが、白ネズミを見ても怖がりませんでした。その後、白ネズミを触ろうとした時にだけ、背後で鉄棒をハンマーで叩いて大きな音を立てるという対提示を繰り返したところ、白ネズミを見ただけで怖がって泣き出すよう

になりました。さらに、アルバートは白ネズミだけではなく、白ウサギ、白ひげのサンタクロースと、似た外見のものにまで恐怖を感じるようになったそうです。

2-3 古典的条件づけの消去

ベルの音で唾液を分泌させていたイヌも、ベルの音と餌という対提示を中止し、ベルの音だけの提示を続けることで、次第に唾液も減少し出なくなります。この減少を消去と呼びます。消去によって獲得した行動変容もまた新しい学習の成果となります。

2-4 古典的条件づけに基づいた行動技法

高いところが怖い、暗いところでは眠れない、犬が怖い、初対面の人とは話せない、人前で字を書こうとすると震える、自分の意見を言おうとすると緊張して声が上ずってしまう…。日常生活を振り返ってみても、誰しも1つか2つはこのような苦手なモノ、苦手な人、苦手な状況などがあるのではないでしょうか。

その苦手となる状況を回避し続けられるのであれば、日常生活に支障をきたすことはないかもしれません。しかし、初対面の人と話せない人は、不特定多数の人が参加する場を回避する傾向にあり、それが反射的な習慣となるようであれば、出会いそのものも避けるようになるでしょう。回避を続けることで、その反応自体が強化される可能性を忘れてはいけません。

特定の場面で不安や恐怖感、嫌悪などを伴う症状が出るのであれば、これまでの経験によって何らかの条件づけがなされていることが考えられます。このような症状において、古典的条件づけの学習理論を基盤とした技法が効果的に用いられています。以下に代表的な技法を紹介します。

1）エクスポージャー（暴露療法）：不安や恐怖を感じる刺激にあえて曝し、その状況に慣れさせるという方法です。強迫性障害や恐怖症などの治療に用いられ、暴露の方法によって3種類の技法があります。

　①暴露反応妨害法：不安や恐怖を感じる刺激や状況を具体的に複数挙げていき、それらを約10段階、0〜100点の強度に段階的に記載した表（**不安階層表**）を作成します。強度の最も低い場面から実際に体験し、その時の自分の生理的な感覚（鼓動が速くなる、暑くなるなど）を指標に、漠然とした不安や恐怖を段階的に克服していきます。

　②系統的脱感作法：精神科医のウォルピ（J. Wolpe）によって提唱された治療法です。不安や恐怖と相反する「リラックスした状態」を対提示することで、不安や恐怖が起こらないようにする逆制止の考えに基づき、エクスポージャー法と**リラクゼーション法**を組み合わせて用います。暴露反応妨害法と同様に、不安階層表の強度の最も低い場面から実際に体験していきます。

　ウォルピがリラクゼーション法として用いたのが、**漸進的筋弛緩法**と呼ばれるリラ

クゼーション法で、ジェイコブソン(E. Jacobson)が開発したものです。筋肉の「力を入れる」と「力を抜く」を繰り返し行うことにより、緊張をほぐしリラックスに導く方法です。漸進的筋弛緩法に代えて**自律訓練法**(p.16)を用いることもあります。

③**フラッディング(洪水)法**：先の2つの技法と異なり段階を踏まずに強いストレス状況にいきなり曝す技法です。不安や恐怖を感じる刺激や状況に曝され続ける体験によって味わう怖さは、空に向かって投げられたボールのように放物線を描くそうです。最初は恐怖心がどんどん高まっていきますが、しばらくそこに耐えて踏みとどまっているうちに、怖さの上昇カーブは失速していきます。ピークに達する時間は10分から数十分。どんなに怖い体験であっても、その体験には終わりがあるということが分かるだけでも、不安や恐怖は和らいでいきます。

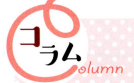

鼻炎の薬だけが怖くて飲めない患者

　あるリウマチ患者は、リウマチ治療に関しては治験にも積極的に参加するような方でしたが、アレルギー性鼻炎の治療薬が怖くて飲めずに、息もろくにできないと相談室に来ました。鼻炎の薬だけが怖くて飲めないことについて思い当たることを尋ねてみると、30年ほど前、妹が喘息の治療開始1ヶ月後に白血病で亡くなってしまったことや、ステロイドの誤用を疑っていることなどを思い出してくれました。また、今回、耳鼻科医に「鼻詰まりで死んだ人はいない」と冷たくあしらわれたその態度が妹の主治医と似ていたそうです。

　仮説として、無条件刺激を「冷たい態度の医師」、無条件反応を「怖さ」と考えると、冷たい医師の指示により「息苦しい状況で薬を飲むこと」が1ヶ月間、対提示され続けたことによって、「息苦しい状況で薬を飲むこと」と「怖い」という情動反応に連合が生起したと捉えられます。本人は、自分でも薬が飲めない不可解な状況が理解できたようで、「薬を飲めそうです」と、笑顔を浮かべて帰って行きました。「薬を飲みたくない、副作用が怖い」といった強い訴えの背景には、レスポンデント条件づけによる学習が隠されている可能性も少なくないかもしれませんね。

試してみよう

自律訓練法

　ドイツの精神医学者シュルツ (J.H. Schultz)によって体系化されたもので、心身のリラックスを目的とした一種の自己催眠法です。催眠に誘導された人が腕や脚に重たさや温かさをしばしば報告するという事実から、その感覚を自己暗示により生じさせ催眠状態をつくることを考案しました。ストレス緩和、心身症、神経症などに効果があるとされています。毎日、緊張に曝される生活を強いられている人にもお勧めします。

準 備 ▶

　椅子に深く腰掛けるか、寝ころんだ姿勢をとってください。ヒールなどは脱いで、椅子の座面が高すぎる場合には、足下に台を置くなどして、足に力が入らないような環境を作ってください。脚は肩幅程度に開いて手は軽く広げて膝の上に置きます。
　自律訓練法は、軽く目を閉じた状態で、決まった言葉 (言語公式)を呪文のように唱えます。声は出さずに心の中で繰り返すようにします。言語公式は7種類ありますが、ここでは第2公式まで紹介します。第2公式までできるようになると、心と身体の力 (緊張)がほぐれ、リラックスした気持ちの良い状態を体験できるようになります。

背景公式：「気持ちが落ち着いている」

　背景公式は時間をかけずに「気持ちが落ち着いている」と、心の中で4、5回繰り返すうちにスタート時点での気持ちの状態 (落ち着いているとかイライラしている)を確認したら、第1公式に進みます。

第1公式：「右腕が重たい」→「左腕が重たい」→「両足が重たい」

　利き腕から始めます。いつも同じ言葉をゆっくりと繰り返します。筋肉のゆるんだ、だらんとした感じがすれば、力が抜けています。

第2公式：「右腕が温かい」→「左腕が温かい」→「両足が温かい」

　第1公式で感じた重たさに意識を向けながら、自然に温かくなるのを待ちましょう。リラックスしてくると血液の循環が良くなり、手先足先まで心臓からの温かい血液が行き渡るようになります。
※最初からすべての感覚が得られるわけではありません。1回は2～5分程度にしましょう。

消去動作：終了時は、いきなり立ち上がるのではなく、両手の開閉運動、両肘の屈伸運動、大きく背のび、深呼吸などを行い、覚醒してから次の行動をとるようにしましょう。

3 オペラント条件づけ（道具的条件づけ）

3-1 オペラント条件づけの形成

「勉強したら成績があがった」、「美味しいものを食べたら嫌なことが忘れられた」。このように、行動の後に好ましい結果が得られると、その行動は増えます。その逆に、「勉強したのに、成績が落ちて叱られた」など好ましくない結果が伴うと、その行動は減ります。結果を得るために必要な手段（道具）としてある行動を学習することを**道具的（オペラント）条件づけ**といいます。そして、とる行動の頻度はその結果に大きく影響を受けるというのが基本原則となっています。

オペラント条件づけについて理論化を行ったのは、アメリカの心理学者スキナー（B.F. Skinner）です。ネズミが偶然レバーを押すと餌が出るしかけのあるスキナー箱を用いて、オペラント条件づけについて体系的な研究を行いました。

3-2 オペラント強化

行動に伴わせる望ましい結果（随伴刺激）を正の強化子（好子とも呼ぶ）といい、望ましくない結果を負の強化子（嫌子）と呼びます。強化子は、表1に示すように、物理的強化子、社会的強化子、心理的強化子に分類されます。社会的強化子には、家族や友人、自分の大事な人、そして患者と関わる医療者の言動も含まれます。すなわち薬剤師が示す患者の行動への評価は患者にとって大きな社会的強化子であり、それは正にも負にも働くということです。

表1　強化子の種類

	正の強化子（好子）	負の強化子（嫌子）
物理的強化子	好きな食べ物、報奨金、好きな洋服	罰金、好きな物の制限
社会的強化子	賞賛、注目、承認、うなずく、微笑む	叱責、注意
心理的強化子	満足や快が得られる行動	忍耐や苦痛を伴う行動

1）望ましい行動を増やす：望ましい行動を増やすには、その行動が生じたら正の強化子を伴わせる正の強化方法をとることが一般的です。そして、正の強化子として最も用いられているのが、"ほめる"ことです。表1の社会的強化子にあるように、"ほめる"には、相手を認める、うなずく、注目を集めることなどが含まれます。誰からほめられるかも重要な要素であり、自分が大切に思う人から賞賛してもらったり、自分が所属する場の仲間から注目を集めたりすることは、望ましい行動の増加につながります。患者の健康行動を支援する立場であれば、何でもほめるのではなく、どこが良かったのかを具体的に伝えるなど、"ほめる"を効果的に使うことが大切です。本章の冒頭で、薬剤師になったピーコさんが、嫌がっていた薬を飲む女の子を大絶賛しています。ピーコさん、すっかりオペラン

ト強化を使いこなしていますね。

2）望ましくない行動を減らす：望ましくない行動を減らすには、その行動が生じた後に叱ったり、注意を促したりと、負の強化子を伴わせる方法をとることが一般的です。しかしながら、相手のためを思っての厳しい一言が裏目に出て、相手からウソをつかれるようになったり、関係性を断たれたりといった事態も起こり得ます。負の強化子を伴わせる場合には、以下のように十分な注意が必要です。

①注意を促す相手とある程度信頼関係が醸成されている場合に有効である。

②人格を否定しないように行動に焦点を当てて伝える。

③お互いにルールを明確にした上で注意を促すようにする。

④自分で気づくように促す。

3-3　オペラント条件づけに基づいた行動技法

　習慣の修正や新しい行動の習得においても、オペラント条件づけ学習を基盤とする行動技法が多く用いられています。ここでは、代表的な技法をいくつか紹介します。第6章では、ダイエットをテーマに行動療法の実施手順を示しています。ぜひ参考にしてください（p.126）。

1）反応形成（シェーピング）：新しい行動を習得するために、一連の行動を分解して、1つずつ段階を追って学習させる方法です。スキナーのハトを使ったキーつつきの実験では、ハトのキーをつつく反応を強化したい場合に、初めはハトがキーに近づいただけで強化子（餌）を与え、徐々にその距離を縮めて、次にキーに顔を近づける、キーに触れる、キーをつつく、といった具合に徐々に目標とする反応に近づけていきます。このように、各段階でオペラント強化を行いながら、確実な習得を目指すのが反応形成法です。この方法は、教育や医療の場においても活用されています。

　喘息の吸入薬で最大の治療効果を得るためには、吸入器を正しく使うことが不可欠です。このようなケースでも反応形成の理論を生かすことが可能です。モデリング（p.20）を先に行ったり、VTRを視聴させ、その後段階的に自分で試してもらいます。うまくいけば良かった点をほめて次の段階に進み、うまくいかなかった場合にはさらに行程を細分化して、再トライしてもらいます。

2）刺激統制法：私たちの行動は、状況や環境にも影響を受けています。ある行動を増やすためには、その行動と結びつく刺激を増やすことが効果的です。例えば、薬を飲み忘れないためには、服用時間に薬が目につくように食卓に薬を置く、外出の際には財布に薬を入れておくなどの環境づくりをします。

　一方、望ましくない行動を減らしたい時には、きっかけとなる刺激を制御してみましょう。過食においては、お菓子を見えないところにしまう、食べる場所を制限するなど、禁煙においては、禁煙宣言をする前に、灰皿やライターを目につかないところにしまうなどの方法がとられています。

3) トークンエコノミー：精神疾患や不適応の問題を抱えた患者に、報酬と交換できるトークン (しるし) を与えることで、問題行動の変容・改善を促していく強化手法のことをトークンエコノミー (token economy)といいます。目標とする行動がうまくできた時にシールやスタンプ、○印などのトークンを与え、そのトークンが一定の数まで貯まった時に、外出許可や自由行動、お菓子などと交換できるトークンエコノミーは非常に大きな行動形成の効果を発揮することがあるとされています。

考えてみよう

オペラント条件づけ学習理論

　心理学者バンデューラ (A. Bandura)はオペラント条件づけの学習理論を生かして、幼稚園で友達と遊ぶことのできない引っ込み思案の幼児を友達と遊べるように治療しました。いったいどんな関わり方をしたのでしょうか？　考えてみましょう。

　ちなみに、先生が取りそうと思われる「引っ込み思案の幼児のところに行き、他の子と遊ぶようにやさしく働きかける」方法は、うまくいかなかったそうです。なぜ、うまくいかなかったのか、その理由についてもオペラント条件づけ理論を用いて考えてみましょう。

　→回答はp.21

---

4 観察学習

4-1 社会的学習理論

　古典的条件づけやオペラント条件づけ理論は、動物実験を中心に体系化されてきました。人の行動もこれらの学習理論に従うものの、より複雑な社会的背景を有し、巧みに言葉を操る人間の場合には、実験動物とは異なる学習過程が存在するのではないかと考えられるようになっていきました。

　実際、直接経験をしなくとも新たな行動が形成されたり、これまでとっていた行動の変容が行われたりする場合があります。また、私たちは特別な理由もなく、高層ビルから飛び降りようとしないし、火の中に手を入れようともしません。むろん、幼い頃に焚き火で火傷した、木から飛び降りて捻挫したなどの経験を有する人はいるでしょうが、概ね人が多くの危険を回避することができるのは、情報による学習の成果と考えられるのではないでしょうか。

　バンデューラは、人が社会の中で生活しながら、周りの環境との相互作用を通じて多くのことを学習していく過程を社会的学習理論として提唱しており、観察学習の考え方は、その理論の中心的な概念になっています。

4-2 観察学習（モデリング）

バンデューラは、他者の行動やその結果をモデルとして観察することによって観察者の行動に変化が生じる現象をモデリングという概念にまとめました。条件づけ学習では、自分自身の直接的な経験から行動を学ぶとされていましたが、モデリングでは代理体験によっても学習が成立することを理論化しています。

モデリングによる学習では、学習（観察）者に対してではなくモデリングを行っている人への社会的強化（p.17「オペラント強化」参照）が重要な意味を持ちます。モデリングを行っている人が賞賛を集めたり、ほめられたり、注目を集めるという強化によって学習者が間接的に強化を受けることを代理強化といいます。

本章の冒頭で、母親が料理をする姿をマネしておままごとをするピーコさんのイラストを示しましたが、人の成長過程においてもこのモデリングが大きな役割を果たしています。行動のみならず、考え方や価値観の形成においても、両親や祖父母、教師などの子どもたちを取り巻く重要他者をモデルとして、その人たちの価値観を取り入れながら、子どもたちが自分の価値観を形成することは少なからず行われていることです。

モデルとなる対象は、身近な人や尊敬する人の他、テレビやSNS（ソーシャル・ネットワーキング・サービス）で話題の人物やアニメの主人公までが含まれることから、モデリングにより成立する観察学習は私たちの生活全般に影響をもたらしているといえるでしょう。

4-3 観察学習の成立

観察学習では、図2に示すように4段階の過程を経て成立するとされています。

①**注意過程**：モデルにする対象とその特徴に注目して見る過程です。

②**保持過程**：観察したモデルの行動や特徴を記憶として脳に保持する過程です。保持の過程においては、脳内でモデルの行動を何度も模倣することが効果的だと考えられています。

③**行動再生**：保持した記憶を行動として再生し、行動を修正する過程です。この過程を経ることで、イメージと現実のギャップを認識し、現実の行動に修正を加えることができます。

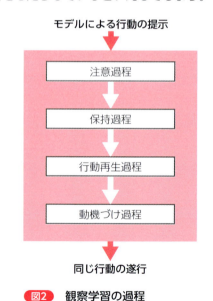

図2　観察学習の過程

④**動機づけ**：学習した行動を実践するための動機づけを行う過程です。動機づけには、その行動をとることで得た満足感や楽しさなどから自分で動機づけを行う自己強化、モデルの行動が強化される代理強化、行動をしてほめられるなどの外的強化があります。観察学習では特に代理強化が重要とされています。

考えてみよう

観察学習

これまでどんなことを観察学習で学びましたか？
どのような代理強化が行われていたか、思い出してみましょう。

---

p.19 考えてみよう！ オペラント条件づけ学習理論の答え

バンデューラがとった方法：幼児が他の子どもといる時に、先生がその子との接触を増やすようにしました。

「引っ込み思案の幼児のところに行き、他の子と遊ぶようにやさしく働きかける」方法がうまくいかなかった理由：引っ込み思案であることに対して、先生から気にかけてもらうという正の強化が行われています。みんなと一緒にいると先生の注意はその子から離れ、本来の目的である他の子と遊ぶ行為は強化されません。逆効果となる行動をとっていたことになります。

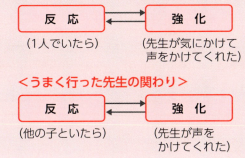

---

2 動機づけ

関連するSBOs

▶薬学準備教育ガイドライン　(2)人の行動と心理

②動機づけ ▶ 1. 生理的動機、内発的動機、および社会的動機について概説できる。

動機づけ　動因　誘因　マズローの欲求段階説　生理的欲求（動機）
社会的欲求（動機）　内発的動機　外発的動機　統制感　原因の帰属
自己効力感

人は、なぜ行動を起こすのでしょうか。また、やらなければならないと頭では分かって

いても行動に移せなかったり、やる気を失ったりするのでしょうか。この項では人間の行動を動機づけ (motivation) 理論や統制感など自己認知の側面から考えていきます。

1 行動と動機づけ

行動の背景には必ず動機づけ (motivation) が存在すると考えられています。動機づけは行動を起こさせ、方向づけ、推進、持続させる過程や機能の総称でもあります。行動を引き起こし推進する内的要因を動因・動機 (drive)、その行動の目標となる対象、すなわち行動を促す外的要因を誘因 (incentive) と呼びます。

例えば、試合前に練習をするという場合、試合そのものや優勝などが誘因となります。動因は優勝することや1試合でも勝ち進むことであったり、自分の実力や練習の成果をみたいという思い、コーチや親、仲間からの賞賛であったりします。この動因と誘因の間に、練習という行動が生じることになります。

動因と誘因の存在が動機づけの成立条件であり、行動がどのように動機づけられているかを理解するためには、その行動の動因と誘因を正しく捉えることが必要となります。義務教育だからといってただ学校に通っているのであれば、勉強に対する動因がないことになり、動機づけがない状態といえるでしょう。人は動因と誘因が合致してこそ、持てる力を最大限に発揮することができます。

2 動機づけの段階

心理学者のマズロー (A.H. Maslow)は、「人間は自己実現に向かって絶えず成長する」とし、人間の欲求をピラミッドのような5段階の階層で理論化しました (図3)。低階層の欲求がたとえ部分的にでも満たされることによって、より高次の階層の欲求を追求することができると提言しています。

来談者中心療法を創始した臨床心理学者のロジャース (C.R. Rogers)は、マズローとともに、人間は成長に動機づけられ、「自分が'自分'になっていく」すなわち自己実現する内的な力を持っている存在だという人間観に基づき、人間性心理学を提唱しました。

【マズローの欲求階層説】
第1階層:「生理的欲求」は、食欲や睡眠欲など、人の生死にも関わる最低限の欲求で、本能的な欲求とも捉えられます。食べるものに不自由しなくなると、次の階層の「安全欲求」を求めるようになります。
第2階層:「安全欲求」は、心身ともに安全で安心できる暮らしへの欲求です。住まいや健康状態、それを担保できる経済的な状態などがこの階層の対象となります。
第3階層:「所属と愛の欲求」は、集団や組織に帰属することや仲間・家族を得ることへの

欲求を満たす階層です。この第3階層までは外的欲求と呼ばれるものです。

第4階層：「承認の欲求」は、帰属している集団や組織の中で認められ、尊敬されることへの欲求です。外的に満たされることで、心も満たしたいという内的欲求を持つようになります。

第5階層：「自己実現の欲求」は、4つの欲求がある程度満たされてから成長欲求として出現します。自分らしく生きたい、自分の可能性を追求したいと、自己を高めるような欲求を指します。

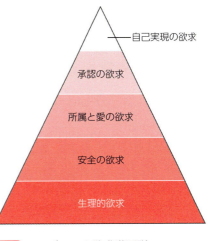

図3　マズローの欲求階層説

3　一次的欲求（生理的動機）と二次的欲求（社会的動機）

心理学者のマレー（H.A. Murray）は、人間の身体（臓器）に依拠する欲求を一次的欲求として、「臓器発生的欲求」と名づけました。臓器発生的という表現に違和感を感じるかもしれませんが、人間が生きていく上で最低限必要となる身体からの欲求で、生理的欲求（動機）とも呼ばれています。

これに対して、臓器に依拠することが把握できない欲求は二次的欲求「心理発生的欲求」として分類され、一般的には社会的欲求（動機）と呼ばれています。マレーはこの分類に従い、心理学史において初めて欲求のリスト化を行い、80年を経た今も高く評価されています。

その一方で、現代では空腹感ひとつをとってみても、その生起には生理的な仕組みとともに心理的な影響も関わっており、経験によっても変容することが分かってきています。一次的欲求−二次的欲求、生理的欲求−社会的欲求として二項対立的に扱うことが、複雑な人間の行動の生起過程を単純に捉えてしまいがちにさせている弊害を招いているという意見のあることも覚えておきましょう。

①生理的欲求（動機）

飢えや渇き、呼吸、排泄から性的欲求、身体を動かすこと、苦痛の回避などを含む13項目の中には、適正な体温の維持まで挙げられており、ホメオスタシス（生体恒常性）の概念まで包含した内容となっています。

②社会的欲求（動機）

後天的な学習経験によって獲得された欲求のことを指します。マレーは、社会生活や人間関係における欲求とし28項目を挙げています。モノに関する欲求、野心・向上心に関する欲求、自己防衛・自尊心維持に関する欲求、支配・権力・自律に関する欲求、ルール

等への遵守の欲求、愛情に関する欲求、娯楽への欲求、情報への欲求などが含まれています。

4 内発的動機と外発的動機

学習に対する動機づけには、内発的動機づけと外発的動機づけの2つがあるとされています。

①内発的動機づけ

好奇心や関心、自分の内面から沸き起こる喜びによってもたらされる動機づけを内発的動機づけと呼びます。ゲームに夢中になっている子どもたちは、ただゲームが楽しくてのめり込んでいるだけで、ゲームが上達したからといって親からほめられるわけではありません。内発的動機づけに基づいた行動は、行動自体が目的となっています。

<内発的動機づけの特徴>

・その領域に対する興味・関心があることが前提となる。

・実施方法が外発的動機づけに比べて不明確である。

②外発的動機づけ

賞罰や強制、義務といった外部からの働きかけによってもたらされるものを外発的動機づけと呼びます。外発的動機づけに基づいた行動は、何らかの目的を達成する手段であると考えられます。

<外発的動機づけの特徴>

・その領域に対する興味・関心がなくとも有効に働く。

・実施方法がシンプルで分かりやすい。

③自己決定理論

内発的動機づけの方が外発的動機より望ましいと考えられてきました。しかし、当初勉強にまったく関心を示さなかった子どもが、親に強制的に塾に通わされているうちに、勉強そのものの楽しさに目覚めることもあります。外発的動機づけによって内発的動機が発動しうるのです。また、外発的動機づけには、「親に叱られるから」という動機づけから、楽しいわけではないが「自分の夢や目標に必要だから」という動機づけまで幅広い目的が含まれています。

心理学者のデシとライアン (E.L. Deci & R.M. Ryan, 2000)は、ある行動がどのくらい自己決定的 (自律的)に生じているかという観点から動機づけを捉える自己決定理論を提唱しました (図4)。自己決定理論では、非動機づけから外発的動機づけ、内発的動機づけまでを連続性を持ったモデルとして捉えています。外発的動機づけは、自律性の低い方から次の4つ；外から強制されて行う「**外的調整**」、恥や不安の払拭のために行う「**取り入れ的調整**」、活動が重要であるから行う「**同一視的調整**」、自分の中の他の価値や欲求との調和を感じて行う「**統合的調整**」に分類されています。

「自己決定理論」によれば「**自律性**」、「**有能感**」、「**関係性**」の3つの基本的欲求が満たされ

る時に内発的に動機づけが起こるとされています。「**自律性**」とは、他からの強制によるものではなく、自ら行動を選び、主体的に動きたいという欲求です。「**有能感**」とは、何かを成し遂げて、周囲に影響力を持ちたいという欲求です。そのために、人は進んで必要な知識・スキルを学び、成長に向けて行動することになります。マズローの欲求段階説における承認の欲求に該当します。「**関係性**」とは、他者と深く結びつき、互いに尊重し合う関係をつくりたいという欲求です。内発的に動機づけが起こる環境づくりのためにも、この3要素は重要な役割を果たします。

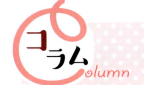

図4 自己決定理論における動機づけモデル

コラム アンダーマイニング現象

　内発的に意欲をもって取り組んでいる現象に対して、外発的な報酬を与えることによって本来のやる気が低減する現象をアンダーマイニング現象と呼びます。

　デシの行った実験は、学生にパズルの問題を与え、パズルを解く際の姿勢がパズルを解いた時に与えられる報酬によってどのように変化するかをみたものでした。

　実験は3セッションに分けて行われ、介入群では、第1セッションは無介入、第2セッションでは報酬制度の予告と実施、第3セッションでは報酬制度の廃止、コントロール群では3セッションともに無介入というプログラムが組まれました。

　介入群では、外発的な報酬によっていったんやる気が高まったものの、報酬が廃止されるやいなやパズル解きに対する興味を失い、内発的動機づけを低下させることが分かりました。これに対してコントロール群の学生たちは、セッションの回を重ねるごとに、休憩時間におけるパズル解きの時間までもが増加していったそうです。外発的報酬は一時的に意欲を高めても長続きすることはなく、本来興味を持って取り組み始めたことであっても、自律性を損ない意欲の低下を招いてしまいかねません。外発的報酬の使い方には慎重になる必要がありそうですね。ただし、言葉による賞賛で報酬を受ける人と与える人の間に信頼関係が構築されている場合には、アンダーマイニング現象はみられていないそうです。

考えてみよう

あなたが勉強する動機づけは？

　薬学部に入学したあなた、薬剤師になったあなたが勉強する動機づけは、自己決定理論のどの分類に基づくものですか？

　それは入学してから現在に至るまでにどのように変化してきたでしょう？　振り返ってみましょう。

5 期待－価値理論

　何かに取り組んだとしても、やり遂げられること、挫折してしまうことがあります。そこにはどのような法則が成り立つのでしょうか。心理学者のアトキンソン（J.W. Atkinson）は達成に向けてがんばろうとする動機づけの強さは、その人が本来持つ達成動機の強さと成功できそうかどうかの見込み（期待：主観的成功確率）と成功することの自分にとっての価値（目標の魅力・誘因）によって決まると考えました。以上のことは、次のような式で説明されます。

達成行動傾向（動機づけの強さ）＝達成動機×期待×価値

　達成動機が本人の性格に起因するとすれば、期待と価値によって達成行動傾向が決まることになります。さらに、アトキンソンは期待と価値は相補的な関係にあり、一方が100%になれば、もう一方は0%になると考えました。

　仕事でも、簡単なタスク（期待：高）に成功しても嬉しくない（価値：低）が、困難なタスク（期待：低）に成功した場合には喜びもひとしお（価値：高）です。また、期待と価値のどちらかが0%になれば、その積も0%となり、行動が起きないことを意味します。

　一般に、「現状では難しいが、がんばればなんとか達成できるかもしれない」と思える程度の目標に対してやる気が高まるとされています。こうした適度に難しいタスクでやる気が高まるのは、自分の能力を知ることができるからだと捉えられますが、失敗を恐れる人がこの種のタスクに挑戦することを避けたがるのは、自分の能力が明らかになることへの恐れがあるからともいえます。

6 動機づけへの影響要因

　人が何かをやり遂げるには、達成動機の強さよりも本人のものの捉え方（認知のスタイル）が影響をもたらしているという主張があります。心理学者ロッター（J.B. Rotter）の統制の位置、セリグマン（M.E.P. Seligman）の学習性無力感、バンデューラの自己効力感

理論などです。彼らの主張に一貫しているのは、自分の行動によって結果を左右できるという信念が重要だという考えです。

6-1 統制の位置

ロッターは、同じ行動に対して同じ結果が得られたとしても、その結果には必ず個人差が伴うことを指摘し、Locus of Control(統制の位置)の概念を提唱しました。ある状況において得られた結果は、個人がその結果を何に帰属させるかによって、その後の行動に対する期待 (主観的な成功確率)が変わるとしています。

結果が自分自身の努力や能力に帰属していると感じている状態を「**内的統制(internal control)**」とし、逆に、結果が運や他者など自分以外の外的状況に帰属していると感じている状態を「**外的統制(external control)**」と呼びます。

6-2 原因帰属

物事の原因を何かに帰属させるという意味を原因帰属と呼びます。そして、原因帰属の違いによって、動機づけが異なってくるといわれています。

心理学者のワイナー (B. Weiner)らは、原因帰属を統制の位置 (内的－外的)と安定性 (安定的—不安定的)の２次元によって４つに分類しました (図5)。

ダイエットの失敗を「太りやすい体質で家系的な問題だ」と考えた場合、原因の所在を内的に捉え、安定的な変わりにくいものに求めているといえるでしょう。これに対して「自分の努力が足りない」と捉える人は、内的で不安定 (変わりうる)ものに原因を帰属させています。一般に、努力のように内的で変えうるものに帰属すれば、次の機会に努力することで良い結果を得られるという期待にもつながり、動機づけが高まると考えられます。

	安定的	不安定的
内的	能力	努力
外的	課題の困難さ	運

図5 ワイナーの原因帰属

6-3 学習性無力感

長期にわたってストレスの回避困難な環境におかれた人や動物は、その状況から逃れようとする努力すら行わなくなるという現象を学習性無力感と呼びます。心理学者のセリグマンがイヌに行った実験から生み出した理論です。

電撃を受けても逃れる術のない逃避不可群のイヌは、別の場面で逃れる手段があったにもかかわらず行動を起こすことなく、電撃を受け続けました。これに対して、最初、同じ

ように電撃を受け続けても自分でスイッチを押して電撃を切ることのできた逃避可能群のイヌは、別の場面においても壁を乗り越えて電撃から逃れることができました。

この一連の実験結果からセリグマンは「無気力状態」が学習されるものであることを発見し、この状態を「学習性の無力感」と呼びました。何もできない状態が続くからではなく、自分の行動と起こっていることの間に関係性を見出せないことが、学習性無力感を引き起こすと考えられています。

この理論は人間の行動にも当てはめて考えることができます。そして、人間の場合には心理的な嫌悪刺激も「学習性の無力感」の引き金になると考えられています。

＜学習性の無力感がもたらす問題＞

①周囲の環境に対して、自発的な働きかけをしなくなる。

②成功体験を学習することが困難になる。

③苛立ちなど、情緒的に不安定な状態を引き起こす。

6-4 自己効力感

期待概念研究の中でも最も幅広く研究されているのが、バンデューラの提唱した自己効力感理論です（図6）。自己効力感理論では、行動変容の先行要因としての期待には2つのタイプがあるとされています。第1の期待はある行動がどのような結果を生み出すかという期待であり、結果予期と呼ばれています。第2の期待は、ある結果を生み出すために必要な行動をどの程度うまくできるかという期待であり、効力予期と呼ばれています。

この2つの期待のうち、効力予期が動機づけを大きく規定すると考えており、たとえ良好な結果予期が持てたとしても、効力予期が悪い場合には行動変容を起こす確率は低いとされています。

健康行動においても、自己効力感理論は大きな意味を持っています。健康行動をとる意味が分かっていても、行動をとった後、どのような結果が得られるかはできるだけ具体的に示す必要があります。

また、本人が取り組めそうと思わず、実施に踏み切れないのであれば、どのようなことであればできそうなのか、十分に本人と話し合うことが必要になるでしょう。薬を飲めない、使えないという場合、自己効力感のなさが問題となっているケースも多いと考えます。外出時に飲めないのであれば、口腔内崩壊錠への変更を勧めたり、ライフスタイルと飲むタイミングが合わない場合には、疑義照会をして薬の変更をしたりと、薬剤師が患者の自己効力感を高めるためにできることは多いと考えます。

以下に、自己効力感を高めるための4つの源泉を示します。

①**成功体験**：うまくいったという成功体験。小さな成功体験を積み重ねることから。

②**代理体験**：観察学習、同じ立場の人を観察することは特に効果的。

③**言語的説得**：自分または他者からその行動ができることを言葉で説明されること。

④**生理的状態**：リラックスして落ち着いている状態であることを認識すること。

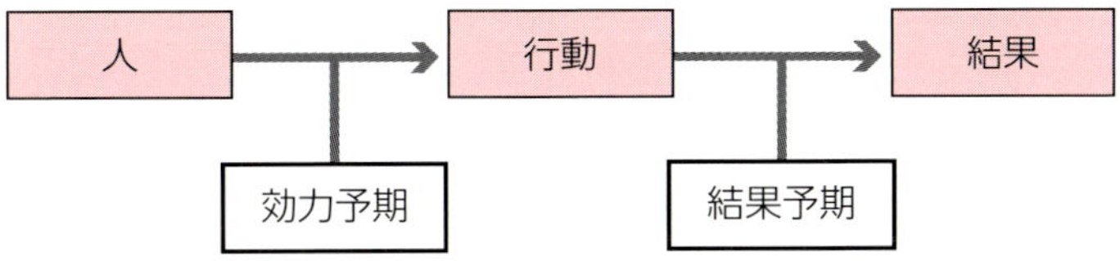

```
人 ──→ 行動 ──→ 結果
      │           │
   効力予期     結果予期
```

図6 自己効力感モデル

参考文献

1) 生和秀敏，井内康輝「医療における人の心理と行動」培風館，2006
2) 畑栄一，土井由利子「行動科学 健康づくりのための理論と応用」改訂第2版　南江堂，2003
3) 足達淑子「ライフスタイル療法 第2版」医歯薬出版，2003
4) 鎌原雅彦・竹綱誠一郎「やさしい教育心理学第4版」有斐閣アルマ，2015
5) Bandura, A.「Self-efficacy」Psychol Rev, 1977, 84, 191-215
6) アルバート・バンデューラ「激動社会の中の自己効力」金子書房，1997
7) エドワード・Lデシ，リチャード・フラスト「WHY WE DO WHAT WE DO人を伸ばす力　内発と自律のすすめ」新曜社，1999

第2章
ストレスと適応

　心理ストレスとは、「ある個人の資源に重荷を負わせる、ないし資源を超えると評定された要求である」(ラザルスとフォークマン：Lazarus&Folkman、1984)と説明されています。
　本章では、ストレスについての主な学説とその変遷を解説し、人生や日常生活におけるストレスに焦点を当て、その対処（コーピング）についての解説と、さらに、ストレスの予防および緩衝要因としてのレジリエンスについて解説します。

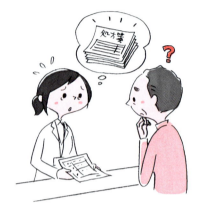

処方箋が山積み…。
お薬の説明が上手く伝わらず
戸惑う様子のピーコさん

1　主なストレス学説

関連するSBOs
▶薬学準備教育ガイドライン　(2)人の行動と心理
③ストレス　▶1. 主なストレス学説について概説できる。　▶2. 人生や日常生活におけるストレッサーについて例示できる。

キーワード　ストレス　タイプA　ラザルス　ライフイベント　ハッスルズ

1　「ストレス」という語とその扱いについて

　「ストレス」という語は古くから英語では日常語でした。はじめは物理的な圧力による金属弾性変化を示したものでしたが、次第に心理的な圧迫等の意味として用いられるようになりました。学術用語としての「ストレス」は外界からの侵略的刺激作因が働いた時に生じる生理学的な全身反応を意味しました（カナダの病理学者セリエ (H. Selye)）。
　しかし、人間を取り巻く環境は複雑で、人への侵襲性とそれに対する心身の適応機能や

自己制御、環境制御のアンバランスが複合的なストレス現象となっています。また、「ストレス」は「構成概念」であり、いくつかの相互作用するアプローチの統合であるという捉え方ができます。

2 ストレスマネジメントの生物学的基礎

2-1 ホメオスタシスとセリエ学説

　フランスの生理学者クロード・ベルナール (C. Bernard)は、19世紀後半、生体外の環境である気温、湿度等が変化しても、生体の内部での体液状態が変化しないということから、生命体内部の機能を総称して「内部環境」と名づけました。

　さらに20世紀中旬アメリカの生理学者キャノン (W.B. Cannon)は、この生命体特有の現象をホメオスタシスと名づけ、生命体内部のあらゆる部分で一定の均衡状態が保たれるという恒常性が維持される傾向こそ、生命現象の大原則であることを確かめました。生命体にとって、この恒常性機能の調整ができなくなるような状況を「病気」と捉えることになります。

　セリエは1936年に「各種有害作因によって惹起された症候群」という論文で、生物学的侵襲 (細菌や有害物質の侵入)、物理的侵襲 (高温、寒冷)、化学的侵襲 (酸等)などの種類を問わず、外界からの侵襲 (有害作因)にあった実験動物は一定の全身的変化が出現することを証明しました。一方、それぞれの部位で「炎症」も起きていました。それらを総称して「局所適応症候群 (local adaptation syndrome)」と呼び、全身症状と区別しました。

　この全身的な変化は、各侵襲に共通であり、「一般的適応症候群 (general adaptation syndrome)」と名づけられました。これは当時、胸腺・リンパ腺の萎縮、胃・腸管の潰瘍、副腎皮質の肥大の3徴候からなる全身的変化であり、同時に血糖増加、血液凝固時間短縮等を伴う外界からの侵襲の種類には関係なく生じる非特異的な「病気の状態」と理解されました。この一般適応症候群は、侵襲の度合いに応じて「警告反応期」、「抵抗期」、「疲弊期」の3段階からなり、抵抗期までは防衛力 (適応力)が高められますが、最終の疲弊期では侵襲力が抵抗力を上回り、急速に死が訪れることとなります。

　この一般適応症候群の時に働いている生体メカニズムをセリエは「ストレス」と呼び、侵襲への防衛メカニズムであり、同時に侵襲への適応メカニズムと考えました。また、この外界からの侵襲 (有害作因)を「ストレッサー」と呼びました。

2-2 病気とは「適応メカニズム」―セリエ学説―

　セリエは侵襲への生体変化を適応メカニズムと考え、それを「ストレス」と名づけました。つまり、ストレス状態とは適応力の上昇への努力を意味します。

　外界からの侵襲がホメオスタシスという生命体の原則を侵すとすれば、ストレスとは一

段と適応的に高められたホメオスタシスへの動きということになります。

さらにセリエは、生物はそれぞれ一定量の適応エネルギーを持っており、急激な大きなストレスに出会った時は大量の適応エネルギーが失われ死に至るが、適切な量のストレスに出会った時は、適応エネルギーの消費が少なく、それ以前に比べて適応力が増すと考えました。そしてそこから有益ストレス（ユーストレス）と有害ストレス（ディストレス）の考え方が生まれました。

2-3 ストレス反応の生物学的メカニズム

図7のように、目、耳、鼻など感覚器官から取り入れられたストレッサーの情報は、脳から自律神経、下垂体、副腎皮質系からアドレナリン、ノルアドレナリン、コルチゾールといった物質の分泌を起こし、身体反応をもたらします。これにより、ストレッサーに対処するために行動あるいは心理生理反応のある形式が導かれます。いったん感覚レセプターがストレッサーに関する情報を脳に中継すると、信号はストレッサーへの意味づけと気づきをもたらすよう処理されます。過去の経験や記憶が知覚過程に影響します。

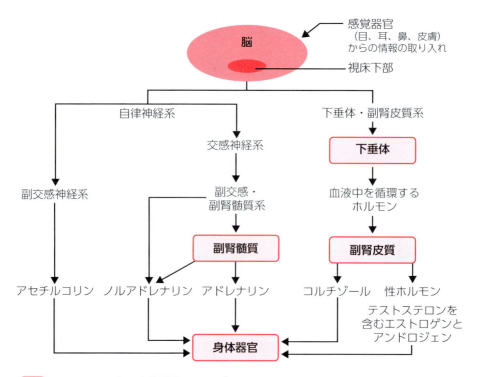

図7 ストレス反応の生物学的メカニズム
（引用：Stephen Palmer, Windy Dryden「ストレスマネジメントと職場カウンセリング」川島書店, 2002, p25）

ストレス反応の重要な1つは自律神経系（ANS）によるもので、副交感神経系（PNS）の活動低下に伴う交感神経系（SNS）の活動亢進による身体反応の活性化であると考えられています。

キャノン（1927）がこの反応を「闘争、または逃走」の状態の準備であると表現したことは有名です。しかし現在では、自律神経がさまざまな異なったパターンの活性を生み出していることが分かっています。

また、ストレス反応において非常に重要なのは副腎です。副腎は2つの腎臓の上にそれぞれあります。中心部の髄質からはアドレナリンとノルアドレナリンを分泌します（どちらもカテコールアミンです）。副腎の外側の副腎皮質からはコルチゾールが生成されます。アドレナリン、ノルアドレナリンが分泌亢進されると、心拍数が増加し、皮膚や内部器官の血管は収縮しますが、筋肉、肺、脳の血管は拡張します。血液の凝固時間は早まり、呼吸はより早く、深くなります。瞳孔は拡大し、発汗が起きます。この反応が「闘争または逃走」状態であると捉えられました。

また、コルチゾールが分泌亢進されると、グルコースと脂肪が動員され、免疫系が鋭敏化し、アレルギー反応が減少します。

これらホルモン、カテコールアミンの分泌状況が、情動と行動にどのように関連するかを示したものが表2です。

表2　強化子の種類

情動 行動 ストレス ホルモン	怒り 攻撃的 「闘争」	恐怖 引きこもった 「逃走」	抑うつ 従順なコント ロールの喪失	平静 リラックス した（瞑想状 態の）	興奮 愛情のある 支持的な
アドレナリン	↑	↑↑	←→	↓	↓
ノルアドレナリン	↑↑	↑	←→	↓	↓
コルチゾール	←→	↑	↑↑	←→	↓

↑　　　　↑↑　　　　←→
増加　　大量の増加　　変化なし

（引用：Stephen Palme, Windy Dryden「ストレスマネジメントと職場カウンセリング」川島書店, 2002, p28）

3　心理社会ストレスと健康障害の考え方

3-1　タイプA 行動

ストレス反応として、タイプA行動（TAB）（フリードマンとローゼンマン：Friedman &Rosenman、1974）と呼ばれる特徴的な行動パターンがあります。

タイプAは、「より少ない時間で多くのことを達成しようとする」、「たえず、すべての

ことをコントロールするために努力しなければならない」といった信念を持ち、「他者としばしば対立競争する」などの特徴があります。

表3に示す各項目について、「いつもそうである」、「だいたいそうである」を1点、「ときどきそうである」、「めったにそんなことはない」を0点として加算した時に、4点以上となったらタイプAの行動特性が強いとされます。

タイプAの人には、心拍、動悸、息切れ、早く浅い呼吸、口渇、下痢、便秘、全般的な筋緊張、肩こり、貧乏ゆすり、だるさ、睡眠困難、頻尿、過食、過剰のアルコール摂取など、多くのディストレスの徴候を見ることができます。

タイプAは、狭心症や、心筋梗塞、脳卒中といった心血管系の疾患や、過敏性大腸炎、リウマチ関節炎、喘息などに罹患しやすいとされています。

表3 タイプA 行動特性尺度

次のようなことについて、日ごろのあなたの行動にどの程度あてはまりますか？（いつもそうである、だいたいそうであるは1点、ときどきそうである、めったにそんなことはないは0点）

> （1）自分の話したいことを急いで話そうとしたり、話したくなると一気に喋らずにはいられない
> （2）人と話す時、急がさずにはいられない
> （3）歩いたり、食べたりするのが速い
> （4）一度に2つのことをやろうとする
> （5）数日間（数時間でも）休んだり何もしないでいると、悪いような気がする
> （6）自分なら速くできる仕事を、他の人がのろのろやっているのを見るとイライラする
> （7）道路が渋滞したり、列に並ばされたり、飲食店で席が空くのを待たされたりするとイライラする

（Friedman & Rosenman:1974、宗像恒次：1986）

3-2 ライフイベント型ストレス

1960年前後にワシントン大学のホームズとレイ（Holmes&Rahe、1967）は、生活適応への努力を必要とするある種の社会上の出来事が、疾病の発生と有意に時期を同じくして併発していることを確かめ、生活に変化を起こさせるようなライフイベントの震度を疫学研究の定量的基礎として計量することを試みました。

ホームズらは、43項目のライフイベントからなる「社会的再適応評価尺度」（Social Readjustment Rating Scale (1967)）を作成しました（表4）。これは、結婚後に以前と同じ生活パターンに戻るために要したストレスを50として、その他の人生上の変化がどの程度になるか評定させたものです。これら43項目のライフイベントについて、経験した数とそのイベントのストレス値を掛け合わせた値をマグニチュードとし、その値が300点を超えた場合では79％、150－199点では37％、200－299点では51％の人にその後の10年間で健康変化が生じているということです。このうち、18ヶ月以内に人生変化が

あった86名をフォローアップすると、その後の9ヶ月間に病気になった割合は300点以上で49％、200−299点では25％、150−199点では9％でした。

　ホームズらは、"ストレスフル"なライフイベントは心理生理学的な変化を引き起こし、多くの疾病の罹患への重要な原因となると論じました。

表4 タイプA 行動特性尺度

生活出来事	マグニチュード	生活出来事	マグニチュード
1）配偶者の死亡	100	23）子女の離家（例：結婚や進学のため）	29
2）離婚	73	24）義理の親族のトラブル	29
3）夫婦別居	65	25）顕著な個人的成功	28
4）刑務所などへの収容	63	26）妻の就職や退職	26
5）近親者の死亡	63	27）本人の入学や卒業	26
6）本人の大きなけがや病気	53	28）生活条件の大きな変化（例：家の改築、住宅環境の変化）	25
7）結婚	50	29）個人的習慣の修正（例：服装、マナー、交際関係など）	24
8）解雇（による失業）	47	30）上司とのトラブル	23
9）夫婦和解	45	31）勤務時間や労働条件の大きな変化	20
10）引退・退職	45	32）転居	20
11）家族員の健康面や行動面での大きな変化	44	33）転校	20
12）妊娠	40	34）レクリエーションの形や量の大きな変化	19
13）性生活での困難	39	35）教会（宗教）活動上の大きな変化	19
14）新しい家族員の加入（例：誕生、養子、老人の同居）	39	36）社交的活動の大きな変化（例：クラブ、ダンス、映画や訪問など）	18
15）再適応を要する仕事上の大きな変化（例：合併、倒産、再編成など）	39	37）1万ドル以下の借金やローン（例：自動車購入、テレビ、冷蔵庫などの購入）	17
16）経済状態の大きな変化（例：通常よりかなり良い、あるいは悪い）	38	38）睡眠習慣の大きな変化（少なくなった、多くなった、あるいは睡眠時の変化）	16
17）親しい友人の死亡	37	39）団らんで集う家族員の数の大きな変化（いつもより多い少ない）	15
18）業務・配置転換	36	40）食習慣の大きな変化	15
19）夫婦の口論回数の大きな変化（例：子どものしつけや習慣などに関して、多くなった、あるいは少なくなった）	35	41）長期休暇	13
20）1万ドル以上の借金やローン（家を購入、仕事上の借入金）	31	42）クリスマス	12
21）借金やローンの抵当流れ	30	43）小さな法律違反（例：スピード違反、信号無視、治安妨害など）	11
22）仕事上の責任の大きな変化（例：昇進、降格、転属）	29		

注）マグニチュード：環境の変化が心身に与える衝撃の強さ、ストレス値。

（引用：生和秀敏，井内康輝「医療における人の心理と行動」培風館，2006）

3-3 ライフイベント型、ストレス測定の問題点

ラザルスは、このライフイベント型のストレス測定には以下の4つの問題があるとしました。

1) 変化志向型である（ストレスを生活の変化と定義しているので、人生での慢性的な圧力や周りからの欲求が無視される）
2) 出来事の個人的意味合いを無視している（離婚してダメージを受ける人もいればスッキリする人もいる）
3) 対処行動を無視している（出来事ではなく、対処行動こそストレスとストレスフルな条件に強い影響を与える）
4) ライフイベントの測定と健康への影響の相関が低い

3-4 日常ストレス（ハッスルズ）

ラザルスとコーエン（Lazarus&Cohen、1977）は、生活環境の急激な変化という急性のストレスだけでなく、騒音や仕事量、仕事上の役割や責任、不規則な生活、近隣との不和、家族の負担など日常的にイライラする出来事（日常精神混乱：daily hassles）のように持続的で慢性的なストレッサーも重要なストレス要因であるとしました。ラザルスらは、この日常精神混乱をリストアップし、117項目からなる尺度を作成しました。

リストの例

- ・物を置き違える、または紛失する
- ・やっかいな隣人
- ・社会的義務
- ・自分勝手な喫煙者
- ・将来についてクヨクヨ悩む
- ・死についての考え
- ・家族の健康
- ・住宅資金の不足
- ・科せられた責任が重すぎる　など

これらは普通の毎日の生活の中で起きるものですが、このような問題が積み上げられていった方が、偶発的で稀にしか起こらないライフイベントよりも、個人が一定期間に体験するストレスの程度が明確になるとラザルスは述べました。さらに、内部相関の因子分析を行い、8因子を確定しました。

4 ストレスのシステム理論 (systems theory)

　ラザルスは、ストレス過程の本質に影響を与えている相互に依存し合う多数の変数があると論じました。

例

因果関係前件 (causal antecedents)
　①個人の変数 (person variables)：その人の価値観、関わりあい、目標
　②環境の変数 (environmental variables)：個人と環境との関係であり、各個人によって
　　　　　　　　　　　　　　　　　　　　　　主観的に評価された関係

媒介過程 (mediating process)
　①一次評価：その刺激が自分にとってどのように危うくなっているかの個人的評価
　②二次評価：いかなる対処行動 (coping options) が可能かの評価

直接的効果 (immediate effects)：短時間での情動的な結果

長期的効果 (long-term effects)：長期間にわたる順応上の、または健康上の影響

　ラザルスの心理学的ストレス理論の概念枠組みは図8のようになります。

　状況因子 (situational factors) はストレスとなりうるさまざまな日常生活上の出来事であり、一次評価(primary appraisal)に影響を与えます。一次評価はある状況や出来事に遭遇した時、自分がどのような危険に曝されているかに関する評価で、刺激状況で「危うくなっている」、「脅かされている」と判断される場合がストレスフルです。

　ストレスフルは、①危害(harm)および、もしくは喪失(loss)、②脅威(threat)、③挑戦(challenge)の３つに分類されます。この評価結果は二次評価(secondary appraisal)に影響を与えます。

　二次評価は「あるコーピング（対処）方略を用いた場合、どのような結果が起こるのか」、「その結果を導くための行動を上手くやり遂げられることができるか」という見通しを立て、どのようなコーピング方略の選択が可能かを考える段階です。

　そしてラザルスの場合には、積極的に問題を解決しようとする「問題中心のコーピング」(problem-focused)と消極的で防衛的な「情動中心のコーピング」(emotion-focused)の２つがあり、刺激と情動が適切に処理されれば、健康上の問題は生起しないか、生起してもその程度は低く、環境に順応(adaptation)できるとされます。

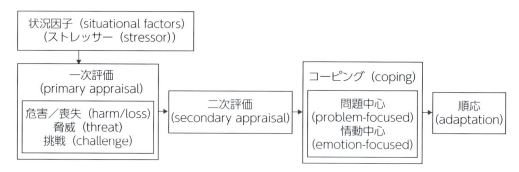

図8 ラザルスのストレス理論
（引用：今留忍「身体的・精神的健康度に対するコーピングの影響」日本未病システム学会雑誌，14(2)，p147-154，2008)

2 ストレスコーピング

関連するSBOs
▶薬学準備教育ガイドライン　(2)人の行動と心理
③ストレス　▶3. ストレスコーピングについて概説できる。

キーワード　ストレスコーピング　レジリエンス　ラザルス
課題優先コーピング　情動優先コーピング　回避優先コーピング
ヒューマンエラー　調剤中のストレス

1 コーピングの概念の変遷

　コーピングという概念の歴史は古く、すでに「不安に対する無意識の防御機構」（アンナ・フロイト：A. Freud、1936）という捉え方からはじまり、1970年代にホームズらのライフイベント研究からは、個人がとる対処的行動として捉えられるようになりました。

　それ以降は無意識ではなく、被験者が自分の意識化されたコーピングスタイルを自己評価し報告するという形に変化しています。

　ラザルスとフォークマンは、コーピングを「個人の資源に付加を与えたり、その資源を超えると評価された外的ないし内的要請を処理するために行う認知的行動的努力で、その努力は変化するものである。個人がストレスフルと評価する、人間対環境との関係から起こっている要求と、そこから生じる感情とを、個人が処理していく過程」と定義しました。
また、
　①コーピングは絶えず変化する
　②コーピングはストレス状況に適応するために行われる

③コーピングは意識的、主観的。行動的な努力
という3つの要素があることを示しました。

ラザルスとフォークマンは、コーピングを以下の2つに分類しました (1984)。

①**問題焦点コーピング (problem-focused coping)**：ストレスフルな状況と原因を根
本から解決しようとする対処

②**情動焦点コーピング (emotional-focused coping)**：そのことを考えないようにし
たり、気晴らしをしたりする対処

また、エルダーとパーカー（Endler＆Parker）は、情動的なコーピングの中から回避的
なコーピング方法を分けることで、以下の3つの因子を提唱し、Coping Inventory for
Stressful Situations(CISS 1990) というコーピング測定尺度を作成しました。

日本語版CISSの代表項目
①課題優先コーピング

問題そのものを統制したり、変化させたりして解決を図ろうとする具体的な努力

・もっと上手に時間の予定をたてる

・問題に焦点を当てて、どうすれば解決できるのかを考える

・何を優先すべきかをはっきりさせる

・自分がベストだと思うことをする

・何か反応する前に問題を分析する

・行動の方針をたてて、それに従う

・物事を成し遂げるためにより一層努力する

②情動優先コーピング

問題によって引き起こされた感情的な反応を調整する。

環境等、自分で変えられないと判断した時に起きやすい。

・こんな状況に陥ったことで自分を非難する

・何をしようか心配する

・人にやつあたりする

・自分の力量不足に焦点を当てる

・身がすくんで、何をすべきか分からなくなる

・体のあちこちが痛いことにとらわれる

・怒ったり、腹を立てたりする

③回避優先コーピング

回避、問題から遠ざかる、他者からの助けを借りる等。

・友人に電話をする

・以前の良かった頃のことを考える

・寝ようとする

・何か買い物をする

・休養や休暇をとって、状況から離れる

・食事や喫茶に外出する

・テレビを見る

　これら3種類のコーピングは相互に独立して行われるものではなく、個人的な傾向はあるものの、状況に応じて使い分けていると考えられています。

2　ストレスコーピングの個人的傾向の診断

　ストレスとコーピングの個人的な傾向を知る上では、一般的なもの、ある職業（研修医）や特定された状況（子育て中など）などさまざまな尺度が開発されていますが、一般的なものにSCIラザルス式ストレスコーピングインベントリーがあります。

　これは、64の質問で構成され、最近体験した「強い緊張を感じた状況」とその対処の仕方について「あてはまる」、「少しあてはまる」、「あてはまらない」のいずれかで回答することで、以下の8つのスタイルが診断されます。

1	計画性 (Pla)：熟慮する。慎重性、計画性がある。
2	対決型 (Con)：自己信頼感が強い。問題に積極的に対処する。自信がある。
3	社会的支援模索型 (See)：社会への適応。他者を信頼する。依頼心が強い。
4	責任受容型 (Acc)：従順型。現実的具体的に自己の役割を自覚、責任感が強い。
5	自己コントロール型 (Sel)：自分の感情・行動を制御する。他人の気分を害しない。慎重型。
6	逃避型 (Esc)：問題解決の意欲を失う。やけになる。問題を他人のせいにする。
7	離隔型 (Dis)：自分とできごとの間を切り離す。問題を忘れる。
8	肯定価値型 (Pos)：経験を重視。自己発見。自己啓発。自己改革。

3　薬剤師が感じるストレスとコーピング、そして調剤ミスの関係

3-1　ストレスとヒューマンエラーの関係

　薬剤師にとって調剤過誤は患者の命に関わる重大な問題です。そのために数々の医療過誤防止対策がとられています。基本は専門知識の向上とルールを遵守するための教育、そ

して誰が行っても間違えないようなシステムと環境を整えることです。しかし、インシデントレポートを作成するような調剤ミスはゼロにはなりません。

調剤ミスはヒューマンエラーです。心理社会的なストレスはヒューマンエラーやパフォーマンスの低下などに関連しており、また同時にコルチゾール等のストレスホルモンは人の認知機能や注意機能を阻害することが報告されています。ストレス負荷によってコルチゾール濃度の上昇が観察され、その際のコルチゾール濃度と注意課題の成績について相関分析を行ったところ、コルチゾールの分泌とネガティブ情報に対する注意の引きつけ、および解放困難（切り替え時間の延長）の間に相関が認められました。

3-2 薬剤師の調剤中のストレス5場面

薬剤師も同様に、ストレスを感じながらの調剤はヒューマンエラーを起こしやすいと考えられます。

薬剤師の調剤中のストレス場面構造を明らかにするために、約200名の薬剤師に、調剤中に精神的な負担を感じる場面を自由に記述してもらい、それを元に質問紙を作成、予備調査、本調査を経て因子分析を行い尺度を作成したところ、次の5因子が明らかになりました。

①**業務（ルーチン）阻害要因があることでの負担**：「業務阻害」
　→体調が悪い、プライベートな問題に気を取られる、別の仕事に意識が向くなどで感じる負担
②**業務が過剰になる（オーバーワーク）ことでの負担**：「過剰業務」
　→処方箋が山積みになる、仕事が増え続ける状況での負担
③**業務そのものが困難であることへの負担**：「困難業務」
　→麻薬の調剤、複雑な調剤など"難しい仕事"で感じる負担
④**内部コミュニケーションに関する負担**：「内部Co」
　→上司や同僚とのコミュニケーションが良くない時に感じる負担
⑤**外部とのコミュニケーションに関する負担**：「外部Co」
　→患者や処方医など外部の人とのやりとりで感じる負担

3-3 場面ごとの薬剤師の個人的なストレスの感じ方の違い

次にこれらの5つの場面を負担に感じる度合いが薬剤師個々で違うとして、保険薬局の薬剤師を対象に次の3つの尺度を用いて検証しました。

①**自己価値観尺度**（ローゼンバーグ作成、宗像検討）：自分に対してどれくらい高い評価
をしているか、肯定的な態度をとっているか。
　→6点以下：低、7～8点：中、9点以上：高

次のことについて、今のあなたにどの程度あてはまりますか？　もっとも当てはまる箇所
に○印をつけてください。○をつけた箇所の数字を合算します。

		大いにそう思う	そう思う	思わない
1	だいたいにおいて自分に満足している	1	1	0
2	ときどき自分がてんでだめだと思う	0	0	1
3	自分にはよいところがたくさんあると思う	1	1	0
4	たいていの人がやれる程度にはやれる	1	1	0
5	自分には自慢することがあまりないと思う	0	0	1
6	時々、まったく自分が役立たずだと感じる	0	0	1
7	少なくとも他人と同じくらいは価値のある人間だと思う	1	1	0
8	もう少し自分を尊敬できたらいいと思う	0	0	1
9	大体自分は何をやっても上手くいかない人間だと思う	0	0	1
10	すべてを良い方へ考えようとする	1	1	0

②**自己抑制型行動特性尺度**（イイコ度：宗像作成）：自分を抑えて回りの期待に答えよう
とする度合い。認められるために本音の表出を抑える傾向。
　→6点以下：弱い、7～10点：中程度、11～14点：やや強い、15点以上：かなり強い

次のことについて、今のあなたにもっとも当てはまるものを下記より選んで、該当する数
字を右の欄に記入してください。
いつもそうである：2、まあそうである：1、そうではない：0

1	自分の感情を抑えてしまうほうだ	
2	思っていることを安易に口に出せない	
3	人の顔色や言動が気になるほうである	
4	辛いことがあっても我慢するほうである	
5	人から気に入られたいと思う	
6	人の期待に沿うよう努力するほうである	
7	自分の考えを通そうとするほうではない	
8	自分らしさがないような気がする	
9	人を批判するのは悪いと感じるほうである	
10	自分にとって重要な人には自分のことを分かってほしいと思う	

③独立－依存的行動特性尺度（ハッシュフェルドマクドナルド・宗像）：周りをあてにする度合い。人にどれだけ期待（依存）しやすいか。

→4点以下：弱い、5点：中、6〜10点：強い

次のことについて、今のあなたにどの程度あてはまりますか？ もっとも当てはまる箇所に○印をつけてください。○をつけた箇所の数字を合算します。

		非常にそうである	そうである	まあそうである	そうでない
1	自分自身の判断についてとても自信がある	0	0	0	1
2	私が傷つきやすいことを人は分かっていない	1	1	0	0
3	病気の時には、周りの人にかまわれたくないほうだ	0	0	0	1
4	人にものを頼むのが苦だ	0	0	0	1
5	私には、他の誰よりも私の肩をもってくれる人が必要だ	1	1	0	0
6	初対面の人と会う時はいつでも正しく対応できないのではと不安である	1	1	0	0
7	私はどちらかというと人に頼られるほうだ	0	0	0	1
8	私は、人の言うことを気にしないほうである	0	0	0	1
9	もし、大事に思う人から見捨てられるようなことがあったらもうどうしようもない、と思うだろう	1	1	0	0
10	私は、人の意見にすぐ賛成してしまうほうだ	1	1	0	0
11	私にはいい指導者になる素質が欠けている	1	1	0	0
12	自分ひとりで物事を決めるのが苦手だ	1	1	0	0
13	私は、人から色々してもらう必要はない	0	0	0	1
14	自分がどうしても必要としている人の好意や援助を失うのではないかと私はいつも恐れてきた	1	1	0	0
15	必要とすることを周りから得られないと、がっかりするほうだ	1	1	0	0
16	私はどちらかというと、人に甘えるほうだ	1	1	0	0
17	私はリーダーになるよりは、人に従っていく方がよい	1	1	0	0
18	私は自分だけを頼りにしている	0	0	0	1

自己価値が高い群と低い群との比較では、内部コミュニケーション場面以外、すべての場面において自己価値が低い群は高い群より有意に高くストレスを感じました。特に「困難業務」にストレスを強く感じているのは、自分に自信がないため難しい仕事に心理的な不安を感じるからと考えられます（図9）。

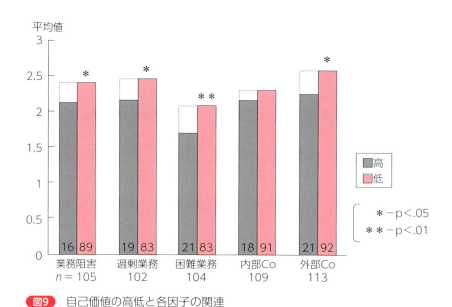

図9　自己価値の高低と各因子の関連

　自己抑制型行動特性が高い薬剤師は低い薬剤師よりもすべての場面でストレスを強く感じましたが、有意な差があったのは、「外部コミュニケーション」だけでした（図10）。

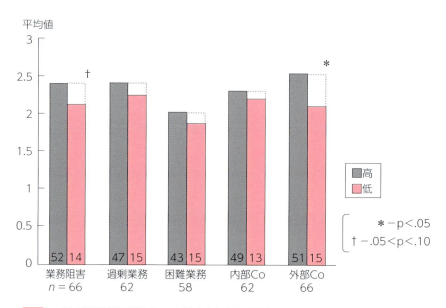

図10　自己抑制型行動特性の高低と各因子の関連

依存が高い群は低い群よりすべての場面でストレスを強く感じ、「業務阻害」、「外部コミュニケーション」に有意でした。これは依存が高い人は依存できる環境であればストレスを強く感じずに済むので、内部コミュニケーションや難しい業務は周りの人間に依存できやすい、外部の人間には依存できず、また自分自身が気を散るということについては、依存できない要素であるので、ストレスが高いと考えられます（図11）。

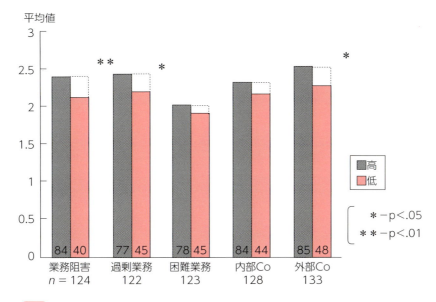

図11　依存の高低と各因子の関連

3-4 薬剤師のストレスコーピングと調剤ミス

　続いて薬剤師の約1400件のエラーについて調べたところ、「業務阻害」に対して特にストレスを感じやすい薬剤師は、そうでない薬剤師よりも調剤ミスの数が有意に多いことが分かりました。

　また、自己抑制が高い薬剤師は周りをよく見て自分の動きを考えるので、そうでない薬剤師より有意に調剤ミスが少ないことも分かりました。

　前述のSCIラザルス式ストレスコーピングインベントリー調査では、独善的にならず、困った時に相談や調査をする「社会的支援模索型」が調剤ミスの数が少ないことが分かりました。

4　ストレスとレジリエンス

　レジリエンスとは"回復力"です。何らかのリスクに対して適応状態を維持、あるいは引き起こされた不適応状態から回復する能力や過程と定義されます（マステン：Mastenら、1990）。

ストレスの影響に対する予防要因 (proactive factors)、緩衝要因 (buffering factors) としてのレジリエンスが研究されてきています。もともとはストレスと同様、物理学用語でしたが、心理学的な意味においては"弾力性・回復力"などと訳されることが多く、心理的ホメオスタシス (psychological homeostasis)として、ストレッサーに暴露されても心理的な健康状態を維持する力、あるいは一時的に不適応状態に陥ったとしても、それを乗り越え健康な状態へ回復していく力と考えられます。現在、レジリエンスに関する尺度も、成人では職業に特化したものから小児まで幅広く研究されています。

一次的レジリエンス：遺伝的要素やストレッサーに対する個人差、認知的評価
二次的レジリエンス：生じたストレスに対して働く、ソーシャルスキルや内的統制、コーピングスタイル

　レジリエンスと健康の正の相関性はさほど高くありませんが、間接的な要因に影響を与えている可能性が示唆されており、今後の研究の促進で予防的な介入や心理教育へ活用の発展、また生物学的に解明する研究の発展が見込まれています。

応用してみよう

①ユーストレスとディストレス

　セリエは良いストレス（ユーストレス）と悪いストレス（ディストレス）というストレスの性質という軸、およびストレスが過剰（オーバーストレス）とストレスが寡少（アンダーストレス）という量の２つの軸で捉えました。

　ここではディストレスよりもユーストレスが多い状況でなおかつストレスの多寡のバランスをとることが重要と述べました。

ワーク

Q 自分にとって、今のユーストレス、そしてディストレスは何か？下記の図「ストレスの４つの基本構造」に書き込んで考えてみましょう。

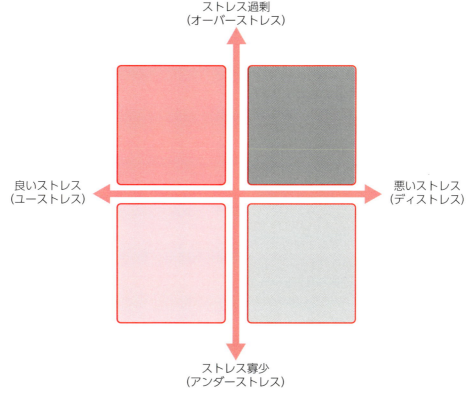

(Selye.H.1983, The stress concept. Past present, and future. In C, L. Cooper(Ed), Stress Research "John Wiley & Sons)

②ストレスとソーシャルサポート (social support)

　ソーシャルサポートとは、コミュニティ心理学のパイオニアであるキャプラン (G. Caplan) により概念化されたもので、家族や友人、隣人など、ある個人を取り巻くさまざまな人からの有形・無形の援助を指します。キャプランは、ソーシャルサポートが十分に得られる時に個人はストレスフルな状況に最も良く対処できると示しました。ソーシャルサポートが持つ効果は2つのモデルがあります。

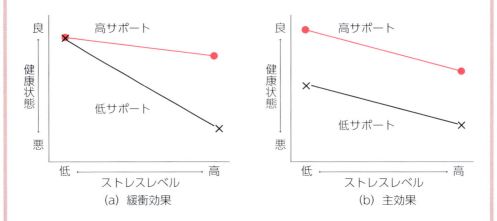

緩衝効果 (buffering effect)：ストレスレベルが低い時はソーシャルサポートの高低による健康状態に差がありませんが、高ストレスの下ではソーシャルサポートが低い個人は、高いサポートを受けている個人と比べ健康状態が著しく悪くなります。

主効果 (main effect)：ストレスの高低にかかわらず、ソーシャルサポートが十分にある個人はない個人よりも健康状態が優れています。

③ソーシャルサポートとストレスコーピングのあり方

　この2つのモデルがある理由は、サポート内容やサポート相手との関係性、個人の属性が影響するからです。

　十分なサポートが得られるということは、ストレスフルな出来事を防いだり、セルフエスティーム（自己効力感）が高められ、心理的な適応状態を高めます。

　ストレスコーピングにおいて重要なことは、すべてのストレスに有効なコーピングは存在しなくとも、現在のストレス状況を正しく理解し（一次評価）、最も適切と思えるコーピング方法を選択し行動する（二次評価）ことでその影響を最小限にすることです。その経験が個人の適応と成長を促進し、セルフエスティームを高めることにもつながるのです。

ワークとSGD ▶

Q 自分が以前おかれていたストレス状況とそのコーピングについて、振り返りましょう。

自分がおかれたストレス状況とその評価（一次評価）	自分がとったコーピングスタイルの評価（二次評価） ・課題（問題）焦点型 ・情緒焦点型 ・回避焦点型 ソーシャルサポートの有無 （具体的に記載）	その結果と 健康への影響	一連の対処への自己考察

（引用：氏原寛他「心理臨床大辞典」培風館，2004，p156）

参考文献

1) Walter B. Cannon「Wisdom of the Body」New York. W. Norton，1932
2) H. Selye「現代社会とストレス」法政大学出版局，1988
3) S. Palmer，W. Dryden「ストレスマネジメントと職場カウンセリング」川島書店，p21-37，2002
4) 生和秀敏，井内康輝「医療における人の心理と行動」培風館，2006
5) 林峻一郎「ストレスとコーピング　ラザルス理論への招待」星和書店，1990
6) 鹿井典子「コーピングと抑うつ・不安の関連についての心理学的研究」2008（博士論文）
7) Lupien SJ, Fiocco A, Wan N, Maheu F, Lord C, Schramek T, et al. Stress hormones and human memory function across the lifespan. Psychoneuroendocrinology. 2005; 30: 225-242.
8) Roelofs K, Bakvis P, Hermans EJ, van Pelt J, van Honk J. The effects of social stress and cortisol responses on the preconscious selective attention to social threat. Biol. Psychol. 2007 ; 75 : 1-7.
9) 齊藤和貴、岡安孝弘「最近のレジリエンス研究の動向と課題」明治大学心理社会学研究，第4号，p72-84，2009
10) 田亮介，田辺英，渡邊衛一郎「精神医学におけるレジリアンス概念の歴史」精神神経学雑誌，110巻，9号，p757-763，2008
11) 宗像恒次「行動科学からみた健康と病気」メヂカルフレンド社，1990
12) 今留忍「身体的・精神的健康度に対するコーピングの影響」日本未病システム学会雑誌，14(2)，p147-154，2008
13) 井澤修平「唾液中ストレスバイオマーカーを用いた人の注意機能の評価」労働安全衛生総合研究所特別研究報告，(40)，p159-162，2010

第3章
人間理解

　私たちは日々、心理的にも身体的にも変化・成長し続け、家庭や職場、近隣の人々との人間関係、予期できない自然現象、社会のさまざまな出来事や文化的な諸事象の影響を受けながら生きています。

　本章では誕生から死に至るライフサイクルをたどり、発達課題、青年期のアイデンティティーの獲得、成人期の働き盛り・喪失経験、老年期のサクセスフルエイジング・閉じこもりなどの心理と生活について生涯発達理論から学びます。

　次に人間理解の手がかりとしてパーソナリティーについて学びます。私たちは現実の人間関係を快適により良く過ごすために他者を理解し、自分自身を省察して生きています。自分と他者は関係しあって生きており、特に対人援助職においては他者理解と同じように、他者に関わる自分自身の心理や行動傾向を理解することが他者(患者など)との専門的な人間関係を構築する力ともなります。さらに、パーソナリティーの類型論と特性論、自我の防衛機制などから人間理解を深めます。

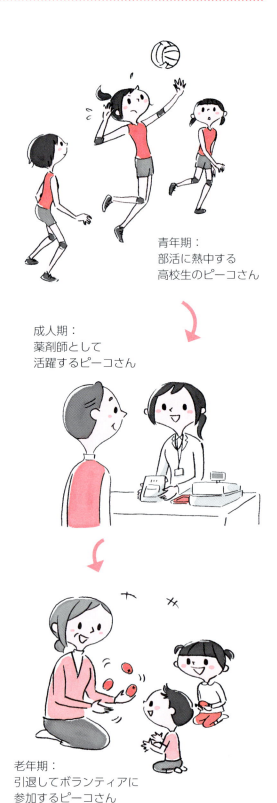

青年期：
部活に熱中する
高校生のピーコさん

成人期：
薬剤師として
活躍するピーコさん

老年期：
引退してボランティアに
参加するピーコさん

ピーコさんの成長

① ライフサイクルと心の発達・発達課題

関連するSBOs

▶薬学教育準備ガイドライン　（2）人の行動と心理
④生涯発達　▶1. こころの発達の原理について概説できる。　▶2. ライフサイクルの各段階におけるこころの発達の特徴および発達課題について概説できる。
⑤パーソナリティ　▶2. 知能の発達と経年変化について概説できる。　▶3. 役割理論について概説できる。

> **キーワード** ライフサイクル　発達課題　心理社会的危機　アイデンティティー　アイデンティティーの拡散

　ライフサイクルとは生物学用語であり、世代ごとに繰り返される発生と成長の経過を意味します。心理学におけるライフサイクルとは、各世代内、あるいは異なる世代間で共通にみられ、一定で規則的な順序がみられるものを指します。ここでは、精神分析家エリクソン（E.H. Erikson）によるライフサイクル論を中心に論述を進めます。

1 アイデンティティー

1-1 発達課題について

　人間の発達に影響する要因は、個人の心理状態や身体的要因だけに限定されるわけではなく、その時々の社会・文化的要因、家庭や学校における人間関係など、さまざまです。
　エリクソンは人間の一生を乳児期から老年期までの8段階に区分して、フロイト（S. Freud）に代表される精神分析の発達理論のように個人の心理的・性的な発達だけではなく、人間関係や社会事象との関わりなどの環境要因も視野に入れた「心理・社会的危機、重要な対人関係の範囲」なども含めて発達理論を構築しました。
　発達の各段階には達成の期待される発達課題があり、固有の葛藤が生じ、人生の転機ともなる心理・社会的危機が生じます。危機とは次の段階に進む時に解決を求められる分岐（crisis）的な状態を表しています。危機の否定的な事柄に直面した場合、それを上回る肯定的な要素を獲得すれば解決します。
　例えば、乳児期には、自分の全存在が世の中に受け入れられている、生きていて良いという基本的信頼感を獲得することにより「希望」の基礎が形成されます。危機の克服をプラスの方向に解決すれば成長につながり、マイナスの方向に向かうと拡散して不適応を招くことになります。危機は「対」で表されているように、危機の解決は常に相対的なもの

であり、「全か無か」という性質のものではない、とされます。各段階の危機の克服が次の段階へ進む動機づけとなり、身体的な統合、自我の発達、パーソナリティーの統合、社会文化的な統合が進展し、世代が継承されていきます。

　発達段階ごとの「心理社会的危機—重要な関係の範囲—発達課題の達成により獲得される基本的な強さ」は次のようになります。（　）内は相対的に課題が達成されない状態を表します。

Ⅰ　乳児期〔0 〜 1歳頃〕	基本的信頼 対 基本的不信—母親的人物—希望
自分がしてほしいことを母親的人物がしてくれる、自分が生きていても良い、世の中に受け入れられているという感覚を持ち、希望の基礎になります（対人関係への不信・回避）。	
Ⅱ　幼児期初期（1 〜 3歳頃）	自律性 対 恥、疑惑—親的人物—意志will
自律とは自分の体を自分でコントロールできる満足を表し、トイレットトレーニングをはじめとするしつけの始まる時期です（自分で何ができるか不安・疑問を持つ）。	
Ⅲ　遊戯期、幼児期中・後期（3 〜 6歳頃）	自主性 対 罪悪感—基本家族—目的
自発的に仕事を引き受け、計画を立てるなど自分の世界を拡大する時期です（自力でいろいろなことを試みることに罪悪感を持つ）。	
Ⅳ　学童期（6 〜 12歳頃）	勤勉性 対 劣等感—近隣、学校—適格competence
道具や技術についての能力への自信、自己効力感を持ち、人と協働することを考える時期です（劣等感を持ち、課題への関心を示さなくなる）。	
Ⅴ　青年期（12 〜 20歳頃）	同一性 対 同一性混乱—仲間集団と外集団；リーダーシップの諸モデル—忠誠
自分らしい生き方を確立し、将来へのビジョンを持つことのできる時期です（自分の生活の仕方について混乱する）。	
Ⅵ　前成人期（20 〜 30歳頃）	親密 対 孤立—友情、性愛、競争、協力の関係におけるパートナー—愛
他者を愛し、意味ある犠牲や妥協を要求することもある関係に、自分を投入できる時期です（孤立感を持ち、自分以外の存在がないかのように感じる）。	
Ⅶ　成人期（30 〜 65歳頃）	生殖性 対 耽溺、停滞—（分担する）労働と（共有する）家庭—世話
子孫を生み育てたり、新しいものを作り出したり、文化を創造することであり、次世代の世話をする時期です（自己中心的で、不活発になる）。	
Ⅷ　老年期（65歳以降）	統合 対 絶望—人類、私の種族—英知wisdom
自分の人生に統合的な意味づけや反省をして肯定的に受け入れる時期です（目的を果たさなかったことや失敗、無為な人生を悔いる）。	

1-2 アイデンティティー（同一性）の獲得と拡散

　青年期は第二の誕生の時期とも例えられるように、第二次性徴の発現とともに新たな自分へと変わる心理・身体的に不安になりがちな時期です。自分はどのような人間で、将来どのような人生を生きたいかを模索しながらアイデンティティー（同一性）を確立する時期です。

　自分の中に一定の思想を持った独自的で統一のとれた人間像を求めますが、自分が分からなくなり、迷いの中で混乱したり、引きこもりや現実逃避、自己の確立を目指して迷いや悩みの真っ只中におり、社会的義務や責任が猶予されるモラトリアム、スチューデントアパシー状態などにも陥ります。

　アイデンティティーとは；①どんな状況でもこの自分は独自で固有なこの人である、と自他ともに認められる（自己の単一性・独自性）、②一貫して同じ自分であると自覚している（時間的連続性と一貫性）、③ある社会集団に属し、そこに一体感を持ち、他のメンバーから認められている（帰属性）、などで表されます。

　アイデンティティーが獲得されない場合、自分の生活に何を求めるかで混乱した同一性拡散状態（否定的同一性）に陥ります。具体的には、①これから何をしたらよいのか見通しを持つことができない（時間的展望の拡散）、②就職するか学業を続けるかの選択が困難である（社会的な自己選択の回避）、③自分は何をしてもだめな人間であると感じる（否定的同一性の選択）、④働くことも、勉強もしたくない（勤勉さの拡散、労働麻痺）、⑤自分が男なのか女なのかが混乱する（両性的拡散）、⑥理想とすることが多く、まとまらない（理想の拡散）、⑦自意識過剰となり対人関係で問題が生じる（同一性意識の過剰）、⑧次の一歩を踏み出すことができない（選択の回避とマヒ）、⑨特定の他者と極端に親密になりたいと思ったり、１人で疎遠になりたいと思う（対人距離の失調）。

　アイデンティティーの拡散は青年期に限らず、どの時期においても直面する心理・生活的状態でもあります。例えば中年期において職場の中堅として頑張って働いているつもりでも思うようにいかず、自分は何をしてもだめな人間なのかと思い悩み(否定的同一性)、これからどうしたらよいのかも分からず(時間的展望の拡散)、出社するのも嫌になり(勤勉さの拡散)、１人で家にこもっている(対人距離の失調)状態にある、などが挙げられます。

　また、「病気になる」とはそれまでのアイデンティティーが揺らぎ、不安が生じる体験でもあります。将来への不安や、今までの人生への悩みなどが襲ってきます。医療者はそのような病者に、そのように感じることは特別な状態ではなく、誰でもが陥る状態であると認識させます。その上で、揺れ動いている病者に受容共感的に関わり、病者自身が落ち着いて自らがおかれている状況を土台にして、新しい生活への一歩を踏み出すことができるように支援します。

応用してみよう

テーマ 「Who am I ？」

目 的 自分はどういう人間かについて他者からの見方、自分からの見方を知り、自己理解に役立てる（「20問法」という心理アセスメントの１つを自己理解のために使います）。

人 数 1人で作業をして最後に3人でシェアする。

所要時間 30分

方 法

1 1から20までの番号を書いた用紙を用意する。

```
1.
2.
20.
```

2 文章の書きだしは、「私は・・・」あるいは「人は私に・・・」を書き、自分のことを自由に表現する。（15分程度）

3 内容を振り返る。（10分程度）

①似た内容、繰り返し書いている内容は？

②内容をグループに分け、分類カテゴリーを命名する。

カテゴリー名の例	該当番号
身体の特徴	
趣味	
性格	
能力	
社会的区分	
他者評価	
願い	
その他	

③書いたことが自分にとってどうであるかから3分類する。

肯定的	
中性的	
否定的	

④他者から見た自分と、自分が見る自分に違いや共通点があるかをみる。

4 3人でグループ分けのカテゴリー名、書いてみての感想などをシェアする。

守秘義務を遵守し、相手を尊重し、真摯に傾聴することを確認して行う。

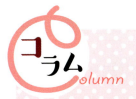

セクシュアリティーについて

　青年期は自らのセクシュアル・アイデンティティーを確立する時期です。セクシュアリティー（性のありかた）は、3つの要素で説明することができます。
　①**からだの性、生物学的性（sex）**：性染色体、外性器・内性器の状態や性ステロイドホルモンのレベルなどから決定される。
　②**心の性、性自認（gender identity）**：自分自身の性別をどう認識しているか。
　③**好きになる性、性的指向（sexual orientation）**：恋愛や性愛の対象となる性別のこと。

　セクシュアリティーは社会的には、シスジェンダー（からだの性とこころの性が一致している人）、ヘテロセクシュアル（好きになる人が異性の人）がマジョリティーとされ、これに当てはまらない人はセクシュアル・マイノリティー、LGBT（レズビアン、ゲイ、バイセクシュアル、トランスジェンダー）と総称されます。
　生物学的な男性、女性にそって期待される行動や心理的な特性は性役割（gender role）と呼ばれます（例：男性は男性らしく、女性は女性らしく）。しかし、ジェンダーは後天的に獲得され、社会的に学習される側面が多くあり、生物学的要因（sex）のみによって男性・女性とカテゴリー化することはストレッサーとなりえます。
　第二次性徴が始まることや周囲で恋愛の話題が増えることなどから、思春期に自身のセクシュアリティーに気づくLGBTの子どもが多いといわれています。LGBTの子どものメンタルヘルスケアは緊急度の高い課題です。LGBTへの差別や周囲の無理解、いじめ、将来への不安など自尊感情を低下させる要因が日常生活にあります。カミングアウトを受ける時の留意点は次の通りです。
　①最後まできちんと話を聞く
　②セクシュアリティーを決めつけない
　③「話してくれてありがとう」を伝える
　④「どうして伝えてくれたのか」、「何に困っているのか」を聞く
　⑤「誰かに話しているのか」、「誰に話していいか」を確認する、など。

関連するSBOs

▶薬学教育準備ガイドライン　（2）人の行動と心理
　⑤パーソナリティ　▶4. ジェンダーの形成について概説できる。

② 働き盛りの心理・行動・生活

関連するSBOs
▶薬学準備教育ガイドライン　（2）人の行動と心理
④生涯発達　▶1.こころの発達の原理について概説できる。　▶2.ライフサイクルの各段階におけるこころの発達の特徴および発達課題について概説できる。

キーワード　世代性　喪失経験　メンタルヘルスケア
アイデンティティーの再体制化　感情労働　マインドフルネス

1 成人期の発達課題と生活

　日本人の美徳とされた勤勉性が、過労自殺、ブラック企業など社会問題を引き起こしています。働き盛りとはライフサイクル論からみると、第Ⅶ期の成人期（中年期）（40～60歳）に該当します。この時期の発達課題は、世代性（生殖性・世代継承性対停滞）であり、子孫や後輩など次世代の人々を育て、知識や経験、愛情を継承する時期です。自分を中心とする生活から、親しい他者や、家族、弱い存在への配慮、後輩を育てるなどの「世話」をすることや、仕事をして物を生産すること、文化を創造して共通の善のために尽くすことなど、新しいものをつくりだすことへの意欲を持つことを指します。

　これらが達成されないと、活動性を失い、自己中心的で非活動的な状態となり停滞性が余儀なくされます。また、今まで培ってきた同一性感覚の再構築や軌道修正が求められる時期でもあります。

　この時期は子どもの思春期と親の思秋期が同時に現れ、また老親の介護問題が重なり、家族の転換期ともなります。定年退職後、家庭内での役割が見つからずにいる父親（ぬれ落ち葉症候群）、子どもが自立し世話をする対象がいなくなりうつ的になり無力感に襲われる母親（空の巣症候群）、不定愁訴の頻発、配偶者とのトラブルや、老親の介護など、今まで作ってきた＜はず、つもり＞の家族バランスが崩れることから多様な問題が生じます。職場では後輩を育て、責任ある役割を担い自他ともに認める働き盛りの時期となりますが、一方、中間管理職としてリストラの対象ともなり、ストレスが増大します。また、体力の衰えや更年期障害などから心身のバランスを崩しやすい時期でもあります。

2 中年期のアイデンティティー再体制化

　成人期の前半、40～50代は中年期とも呼ばれ、人生の折り返し点となります。体力の衰えや、もう若くはないという時間的展望のせばまり、自らの老いや死との直面、さま

ざまな限界の認識など、今までとは異なる世界が体験されます。

　若くもないし、高齢でもないという中年期は、次にやってくる高齢期への準備段階であり、アイデンティティーを再確定して幸せな高齢期へ向かう意味のある時期といえます。心理学者の岡本は「中年期のアイデンティティー再体制化のプロセス」を4段階に区分しています。

第Ⅰ段階	身体感覚の変化の認識に伴う危機期
	体力の衰え　体調の変化への気づき　バイタリティーの衰えの認識
第Ⅱ段階	自分の再吟味と再方向づけへの模索期
	自分の半生への問い直し　将来への再方向づけの試み
第Ⅲ段階	軌道修正・軌道転換期
	将来へ向けての生活、価値観などの修正　自分と対象との関係の変化
第Ⅳ段階	アイデンティティー再確立期
	自己安定感・肯定感の増大

3　喪失経験による成長

　人生においては、予期せぬ事故や対人関係・家族関係における困難な問題、病気や障がい、犯罪被害など多様な問題が生じます。特に成人期においては、父母を看取ること、子どもの自立、社会的な地位の変動の他に、予期せぬ状況も生じます。成人期に限らず人間はこのようにさまざまな「喪失経験」をしています。精神分析学では、上述のように愛情や依存の対象、環境、社会的地位の喪失などを「対象喪失」と呼び、うつ的状態になるなど心身への影響も現れることが指摘されています。しかし、喪失経験は人間にネガティブに働くだけではなく、ポジティブにも働くという「トラウマ経験後の成長」が近年、提唱されています。

4　慢性疾患を持つことによるポジティブな心理的発達

　慢性疾患といっても症状や発症時期、生活上の制限は多様ですが、「身体的自己の喪失」であると同時に生活上の制限や負担を経験することから「社会的自己の喪失」も二次的に経験していると考えられます。糖尿病が「病気ではないけれど病気」とたとえられるように、医療現場や自助グループでは「病気」を、日常生活では「健康」を前面に出すという自己調整をしていると考えられます。

　喪失経験による心理的発達(変化)に関しての、飯牟礼による「慢性疾患を持つことによってどのような影響を受けたか」という35項目の調査の結果、ポジティブ影響は21個、ネガティブ影響は10個、ニュートラル影響は4個と、ポジティブ影響が最も多いことが示されました。

慢性疾患を持つことによる心理的発達(変化)として、関係性に関わる領域（病気後に関係性が変化する、他者との関係性を見直すという認識面での変化）、病気に関する知識や信念、健康行動の変化（病気や治療行為などに関する知識や手続き的知識、それをうまくこなすための実践的な知識を獲得し、行動が変化する）を挙げています。

さらに、人は何らかの喪失体験をどのように回復しているかについて、元のように、同じようになることを目指す従来の回復モデルから、病気を受けとめた上で別の新しいフィールドに目を向ける「獲得モデル」で捉えていくことを提案しています。

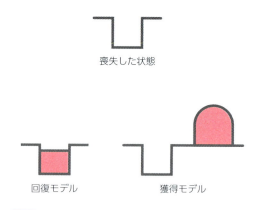

図12　喪失による回復モデルと獲得モデル

5　職場のメンタルヘルス対策

長時間労働による過労は情緒的消耗感（心身ともに疲れ果てたという感覚）を招き、脱人格化(人を人と思わなくなる気持ち、仕事へのやりがいが減少する)や個人的達成感の低下につながります。

他者への思いやり行動、相手に心地よい態度をとることなど、特に感情を職業的スキルの1つとして要求される労働者を感情労働者と呼びます（例：医療人、教育者など広義のサービス業）。特に、医療者においては長期間にわたり人を援助する過程で心的エネルギーが絶えず過度に要求された結果、極度の心身の疲労と感情の枯渇を主とするバーンアウト(燃え尽き症候群)に陥らない注意が必要です。

メンタルヘルス対策には次の4つが挙げられます。

①**セルフケア**
　自分自身がストレッサーに対するストレス反応や心の健康について理解して、それに対処するための知識・方法を身につけ、それを実施する。

②**職場の管理監督者による部下に対するケア(ラインによるケア)**
　職場環境の改善、職場の人間関係の調整なども含む。個別の相談対応や紹介など、問題の小さなうちに相談できるように相談体制を充実させる。

③**事業場内産業保健スタッフ等によるケア**
　産業医などの事業内産業保健スタッフによるセルフケア、ラインによるケアの支援。個別の相談対応・情報提供や教育研修・指導など。

④**事業場外資源(当該の事業所外の相談・医療機関など)によるケア**
　専門的知識・情報の提供、労働者が相談内容を知られたくない場合の直接支援など。

仕事中心から仕事以外の生活、人生全体へ視野を広げてワーク・ライフ・バランス(WLB)を保つことが望まれています。マインドフルネスなど自分でできるストレス対処法を身につけるのも安定の一助になります (p.139「実践編」参照)。

③ 高齢者の心理・行動・生活

関連するSBOs

▶薬学準備教育ガイドライン　(2)人の行動と心理
④生涯発達　▶1.こころの発達の原理について概説できる。　▶2.ライフサイクルの各段階におけるこころの発達の特徴および発達課題について概説できる。

キーワード 自我の統合　サクセスフルエイジング　閉じこもり
ソーシャル・サポート　生理的老化と認知症

ライフサイクルの最終段階である老年期の発達課題は「自我の統合対絶望」です。統合とは自分の人生が有意味であったと意味づけ、静かな気持ちで死を迎えられる心境になることを指します。一方、絶望とは自分が必要のない人間であり、目的を果たさなかったことや失敗、無為な人生を悔いる状態を表します。

1 老年的超越

生涯発達理論を提唱したエリクソンの妻であり共同研究者であったジョアン・エリクソン (J.M. Erikson)は、自らが超高齢者となり身体的虚弱を経験し、その状態を受け入れる新たな心理的発達を経験し、第8段階に続く次の段階を指摘しています。老年学者のトーンスタム(L. Tornstam)は超高齢者にも適応できるサクセスフルエイジングの理論として「老年的超越」という概念を提唱しています。

高齢期には身体機能・記憶力の衰え、身体の健康感、社会的役割の喪失、身近な人々との別れなど、多様な喪失体験に襲われます。「老年的超越」とは、これらの喪失を否定的・悲観的に受け入れるのではなく、その状態に適応して自分らしい人生を過ごすことが可能であることを訴えています。

2 サクセスフルエイジング

加齢現象や高齢期の諸問題を学際的に研究する学問は「老年学」と呼ばれており、良く

年を重ねている状態をサクセスフルであると表現し、高齢者の健康や幸福感は「サクセスフルエイジング」と表現されています。病気がないこと、社会参加をしていること、認知機能と身体機能が保たれていることをサクセスフルエイジングの条件としています。

　しかし、このモデルは若い高齢者の目標としては良いと考えられますが、百寿者（100歳以上に到達した人たちを指す造語）を代表とする超高齢者にとっての目標となるかは疑問とされています。

　一方、心理学では加齢に伴って身体機能が低下した時にその状態を克服し、適応する心理的過程を重視します。身体の諸機能が低下しても、その状態に適応することをサクセスフルエイジングと考えます。心理学者の権藤らは身体的に自立が困難な超高齢者に、普段どのように考えて生活しているかの調査を行い、質的研究により次の4つの重要な要素を見出しています。

①つながっていること（現実に存在している人とだけではなく、死者や神仏など直接には触れたり見たりすることができない存在とのつながりを感じている）

②変わっていくことに気づくこと（病気や怪我、親族の死や徐々に失われていく体力、世の中の移り変わりといった日々の小さな変化に気づき、これからもそのような変化が起こり、死がその延長上にあると感じている）

③変わらないことを見出すこと（人生の中で自分が一貫性をもって存在していると感じ、身体が変化しても変わらない部分があることに気づき、それが今後も続くことを望んでいる）

④自分だけにできることを見つけること（身体活動や移動の制限という制約が多くある中で）

3 高齢者の閉じこもり

　高齢者の閉じこもりは、青年期の引きこもりとは違い「外出頻度が週に1回未満で、要介護状態にないもの」を指します。閉じこもりとは疾病ではなく、高齢者の生活の仕方により要介護状態になっていくことを表しています。同居者がいても家族との会話が少なく、外出の付き添いや、家庭内での役割がない場合なども閉じこもりになりがちであることが明らかになっています。

　先に述べてきた生涯発達モデルでは「漸成発達」理論を構築しています。漸成発達とは、1つの段階のテーマ（発達課題）が次の課題に積み重なっていくことを表し、前段階のテーマの獲得が、次の段階の獲得に肯定的に働くとされます。

　老年期は、それまでの経験を統合して人生に終止符をうつ時であり、それまで何を獲得してきたかにより、その生活には多様性が生じます。

　例えば、仕事だけを生きがいに過ごしてきた人が定年退職となり社会的な役割を失くした時に、家族にも相手にされず、気遣ってくれる友達もいない現実に直面します。思いきっ

てサークル活動に参加してみても、今までの人間関係とは違う社会に直面し、戸惑いトラブルになるという状況になることも想像に難くありません。

サクセスフルエイジングを迎えるためには、高齢期の前段階から社会・環境要因（家族への態度、接し方、友人、仲間づくり）、心理的要因（活動意欲、性格、障害受容）を意識し、身体的要因（老化による体力低下）を整えておくことが大切です。閉じこもりの高齢者への心理支援として、回想法・ライフレビューの効果が挙げられます（p.143「実践編」参照）。

4 高齢者のうつ病の予防

日常生活で経験するさまざまな出来事やライフイベントはストレッサーとなり、心身の不調をもたらします。高齢期のライフイベントの代表例に、配偶者・近親者や親しい友人の死が挙げられますが、これらの経験がうつ状態のきっかけとなることが明らかになっています。

配偶者との死別の直後に多くのソーシャル・サポートを受けていた高齢者は、精神的な健康を保てていたことが明らかになっています。配偶者との別れなど、ストレス状態にある高齢者が周囲の人間関係からソーシャル・サポートを得ることで、ストレスが軽減されます。

ソーシャル・サポートには情緒的サポート（いたわりや思いやり、悩み事や心配を傾聴する）の他にも、情報サポート（知識・情報の提供）や道具的サポート（金銭的援助や看病）があり、高齢者の心身の健康維持に有効に働きます。

わが国の自殺者のうち、およそ4分の1が65歳以上の高齢者で、この4分の3にはうつ病やうつ状態の徴候があったといわれています。うつ病の特徴的な症状は抑うつ気分（悲しみ、空虚感、絶望など）と興味や喜びの喪失です。高齢者のうつ病の特徴として、興味や喜びの喪失が主な症状となる場合が多いことが指摘されています。いつもは元気で明るく過ごしていた人が、人が変わったようになった時に、うつ状態なのか、うつ病なのか、加齢現象なのか、認知症などの病的な老化なのか、などの判断が求められます。いずれの場合にも「年だから」で片づけずに症状を観察し、適切な治療を受けて、その後の健全な人生を過ごせるように環境を整えることが求められます。

5 認知症

認知症とは病名ではなく、さまざまな原因によって脳に病的な変化が起こり、それに伴って認知機能が低下していき、日常生活全般に支障がでてくる状態を指しています。認知症の原因となる疾患には、アルツハイマー型認知症、血管性認知症、レビー小体型認知症、前頭側頭型認知症などがあります。生理的老化と認知症の違いを表5にまとめます。

表5　生理的老化と認知症の症状

生理的老化	認知症の症状
一部分のもの忘れ	体験全体のもの忘れ
自覚がある	自覚がない
見当識は保たれる	進行性で悪化する
行動上の問題はない	行動・心理症状の出現
生活に支障はない	生活に支障をきたす

　介護保険が導入された当初は「医療と福祉を一枚の絵の中にみる」時代が到来したといわれました。現在は、認知症の本人と介護する家族への支援、人材不足による施設内介護の問題、終末期医療など、課題は山積みになっています。認知症の人の尊厳を守る哲学に基づく介護技法である「ユマニチュード」などへの関心の高まりもある中で、高齢者が人生の英知を存分に発揮できるような心理・社会的基盤をつくることが、これから高齢者となるすべての私たちに求められています。

4　パーソナリティーからみた人間理解

関連するSBOs

▶薬学準備教育ガイドライン　(2)人の行動と心理
②動機づけ　▶3.適応(防衛)機制について概説できる。
⑤パーソナリティー　▶1.性格の類型について概説できる。

 キーワード　　類型論　特性論　防衛機制　暗黙裡の性格観

1　パーソナリティーとは

　人間の心理的機能は知・情・意の3つの側面に分けられます。人間が環境に適応するための問題解決能力・言語能力などにより合理的に解決する行動は知的行動といわれ、個人差を説明する基礎的能力は「知能」といわれます。一方、問題解決が困難な場面におかれて不安・怒り・恐れなどの情動を伴いながらも行動し、緊張から緩和する心理・行動を、知的行動に対して情意的行動と呼びます。
　そして、このような知・情・意のすべてを含めたその人らしさ・個性をパーソナリティーといいます。心理学者オルポート (G.W. Allport) はパーソナリティーを「個人の内にあっ

て、その個人に特徴的な行動や思考を決定する精神・身体的体系の力動的な組織である」と定義しています。

2 パーソナリティーの類型論と特性論

2-1 類型論

パーソナリティーを独自な全体として捉え、ある基準に基づいて質的に異なるタイプとしておおまかにみて、初めから分析的にみない捉え方を指します。

1) 身体的な特徴を基準にするクレッチマーの体型説(1955)

精神科医クレッチマー（E. Kretschmer）は、躁うつ病や統合失調症と体型の間には一定の関係があり、さらに発病前の性格とも一定の関係があることを見出し、体型説を唱えました。

肥満型は躁うつ気質（明朗・寡黙、激しやすい・柔和）、細長型は統合失調症気質(臆病・従順、神経質・敏感)、闘士型(筋肉質)は粘着気質(誠実、几帳面、頑固)と、特徴を記述しました。しかし、疾患と体型を関連づけ、その結果から通常の気質を推測することの是非などの問題は残ります。

2) ユングの類型論

精神医学者ユング（C.G. Jung）は人の興味や関心が自分の外に向かうのか、内に向かうのかという心理的な特徴から、人間を外向型、内向型に分類しました。

- **外向型：**心的エネルギーが外(客体)との関係により多く向かい、外界の事柄や人に関心が強く、実用性や必要性を重視し、それを基準に判断を下し行動する態度が習慣化する型

    例：感情表出が活発で多くのことに興味関心を持ち、交友関係も広い傾向
- **内向型：**心的エネルギーが内(主体)との関係により多く向かい、主観的認識を基準として判断し行動する型

    例：自分の主観的世界に関心があり、感情は細やかで控え目で特定の交友関係を好む傾向

2-2 特性論

人間には状況が変化しても一貫して確認される行動傾向があります。パーソナリティーをいくつかの行動傾向やまとまりと考え、その量的な違いから個人差を表します。

1) アイゼンクによる性格の階層説 (1953)

心理学者アイゼンク (H.J. Eysenc) は、パーソナリティーの構造を階層的に捉え、次の4段階で示しました。

①個人の具体的な行動や反応 (個別反応)

②類似した場面で繰り返し示される行動 (習慣的反応)

③それらが相互に関連しあう特徴を持つ (特性)

④より大きなまとまり (類型) をつくることができる

それらから、向性 (内向—外向)、神経症傾向 (情緒安定—不安定)、精神病傾向 (躁うつ—統合失調) の3つの次元を見出しました。

2) 5大因子 (ビッグ・ファイブ) 論

5つの因子 (本質) でパーソナリティーを説明する方法であり、パーソナリティーはこれらの組み合わせにより形成されるといわれます。外向性因子・調和性因子は対人関係、誠実性因子は生活全般における真面目さ、情緒安定性は安定したパーソナリティーにかかわる因子、開放性とは新しい考え・経験を受け入れることを意味します。(　) 内は一般的な特徴を表します。

①外向性 (活動性、社交性)　②調和性 (協調性・利他性)　③誠実性 (勤勉、意思力)

④情緒安定性 (適応、感情)　⑤開放性 (知的好奇心、創造性)

2-3 類型論・特性論の長所と短所

類型論は少ない典型性から個人的な全体像を表現するので、直感的には理解しやすいですが、細かい特性や差異などは捉えにくいです。一方、特性論は複数の特性を量的に把握して客観的に分析して記述するので、傾向としては把握されやすいですが、全体像は捉えにくいです。また、類型論、特性論ともにパーソナリティーを静的に、ある意味固定した傾向として把握しており、人が多様な状況において常に変化することについての説明はされていません。

3 パーソナリティーの理論

他者を理解する時の手がかりには、態度、表情、言葉と態度の一致度などの身体的言語の他に、状況判断、相手への配慮行動なども重要な要素となります。類型論、特性論による人間理解はおおまかな理解には役立ちますが、人間は表面的な行動だけで判断されるとは限りません。

次に、外見の行動だけでは判断しづらい人間理解の手がかりをフロイトのパーソナリティー理論からつかみます。フロイトは人間の心における無意識過程の重要性を唱え、心は意識、前意識、無意識で構成されているという局所論を唱えました(図13)。

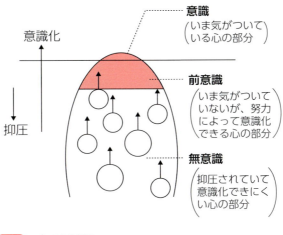

図13 心の局所論

(出典：前田重治「図説臨床精神分析学」誠信書房，p3，1985)

　無意識とは意識しようとしても意識化することのできない心の深層を表し、前意識とは意識が向けられていない時には意識に上がってこないが、意識を向ければ意識化できるものがある心の領域を表します。意識すると葛藤を引き起こす恐れのある意識や前意識については検閲により無意識に「抑圧」されるとしています。フロイトは、抑圧の働きの多くは無意識であり、局所論に加えて心を1つの装置と考え、エス、自我（エゴ）、超自我（スーパーエゴ）から構成される心的装置を提唱しました。この3つの領域は互いに影響しあいながら行動が決定されていきます。

- エス（id）：（〜したい、〜がほしい）無意識的なものの代表。
- 自我（ego）：エスと超自我とを仲介する領域、現実原則が支配。現実適応しようとして心の安定を図ろうとするメカニズムを防衛機制と呼ぶ。
- 超自我（superego）：自我に対して道徳的な判断を下す。良心の禁止（〜してはならない）、理想の追求（〜であれ、〜しなくてはならぬ）。

4　自我の防衛機制

　自我は常にエスと超自我の力を受けながら、現実の場面で適応的に活動できるように調整していますが、2つの力の調整のために疲弊してしまうと心の安定を崩してしまうことにもなります。そこで、自我の働きを守り、強い不安、不快感情、苦痛な観念や記憶を無意識下にとどめおくメカニズムが働くと考え、それを「防衛機制」と呼びます。

　防衛機制は常に意識されているとは限らず、健康なパーソナリティーでも無意識のうちに使っていますが、特定の防衛機制だけを使っていることは対人関係における不適応を起こす傾向にもつながります。防衛機制の失敗がストレスとなり、心身症などの疾患が生じることもあります。なお、防衛機制は現実社会によく適応しようとするための手段でもあ

り、「適応機制」とも呼ばれます。代表的な防衛機制は以下の通りです。
　①抑圧：苦痛な感情や、記憶を意識から閉め出す
　②逃避：空想したり病気になったり、自己に閉じこもるなどして現実への対処をせず
　　　に逃避する
　③退行：早期の発達段階に戻る
　④置き換え：欲求が阻止されると要求水準を下げて満足する
　⑤転移：特定の人へ向かう感情を、よく似た人へ向ける
　⑥補償：劣等感を他の方向で補う
　⑦反動形成：本心と裏腹なことを行動する
　⑧転換：不満や葛藤を身体症状に置き換える
　⑨隔離：思考と感情、感情と行為が切り離される
　⑩投影：相手へ向かう感情や欲求を、他人が自分へ向けていると思う、など

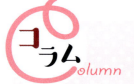

暗黙裡の性格観

　パーソナリティーの諸理論とは別に、個人の過去経験からの誤った主観的認知で他者のパーソナリティーを認知することを暗黙裡の性格観といいます。

　例）
　・**光背(ハロー)効果**：好ましい(好ましくない)特徴があると、その他の特徴も高く(低く)認識する傾向。
　・**論理的過誤**：個人的経験から一般化してAという特性があると、Bという特性があると認識する傾向。
　・**寛大効果**：他者の好ましい傾向を過大評価し、好ましくない特性は過小評価する傾向。
　初めての人と出会う時には、上記のような経験知からの見方に偏らないように客観的・多面的に他者を見て関わり、より良い人間関係を築くことが望まれます。

コラム6 役割理論

　小・中学生の頃、クラスの生き物係、図書係などの役割を与えられたことがあったと思います。○○係という「役割」はクラスのメンバーがいることで活かされ、皆から頼りにされることもあったことでしょう。

　社会心理学者のミード（G.H. Mead）は、人間の行動を自我と役割の相互作用、自我は役割行為を通して成長するとして、役割を社会化過程における単位として捉えます。

　例えば、幼児がお店屋さんごっこでお金を払おうとする行動は、お金を受け取る人の行動を引き起こし、それに幼児が応答してお金を渡します。つまり、自分の行動に相手が「店の人」として応答することで、自分は「客」としての役割行動をとります。「他人に呼び起こしつつある反応に反応するよう自分自身を刺激し、次いでその状況にある程度反応して行動する」と分析をしています。医療者は、患者の「役割」を担う人がいて初めて医療者としての役割行動をとることができます。

　また、私たちは、複数の役割を状況・場面に応じて担っています。例えば、ある女性Aさんを例にとってみると、子にとっての「母」、患者にとっての「薬剤師」、学校組織に対しての「PTA役員」など、複数の役割を担っています。職場で急に残業を依頼され保育園の迎えの時間に間に合わなくなり、どうしたらよいか困るなど、母親の役割と薬剤師の役割の「役割葛藤」が起きることもあります。また薬剤師への「役割期待」を過剰に感じて「バーンアウト」したり、担っている役割と自分がしっくりしないなどの「役割距離」の問題が生じたりもします。

　社会学者のパーソンズ（T. Parsons）は患者（疾病）役割として2つの権利（社会的義務の免除、世話を受ける権利）と2つの義務（回復して仕事をする、専門家に従う）を提唱しましたが、サス（T.S. Szasz）とホレンダー（M.H. Hollender）は、このモデルは医師主導の場合に限られるとして、患者—医師の役割関係は、疾患の状態により能動—受動型（昏睡状態、救急救命）、指導—協力型（急性期）、共同作業型（慢性疾患）に区分されるとしています。

関連するSBOs

▶薬学教育準備ガイドライン　（2）人の行動と心理
⑤パーソナリティ　▶3. 役割理論について概説できる。

参考文献
1) 岡本祐子「成人発達臨床心理学ハンドブック」ナカニシヤ出版，2010
2) 長田久雄，箱田裕司「超高齢社会を生きる」誠信書房，2016
3) 前田重治「図説臨床精神分析学」誠信書房，p3，1985
4) E.H.エリクソン「ライフサイクル，その完結＜増補版＞」みすず書房，2001
5) A.R.ホックシールド「管理される心」世界思想社，2000
6) 鹿取廣人，杉本敏夫，鳥居修晃「心理学　第5版」p250，東京大学出版会，2015
7) 福島脩美「自己理解ワークブック」金子書房，2005
8) 薬師実芳，他「LGBTってなんだろう？」合同出版，2014
9) 生和英敏，井内康輝「医療における人の心理と行動」培風館，2006

第4章
人間関係

　対人援助職としての薬剤師は最先端の薬学的知識と同時に、一人一人の患者への適切な理解と思いやりをもって関わることが期待されています。患者から見ると、薬剤師の立ち居振る舞いは薬にも似た影響力を内在しています。

　薬剤師と患者との関係に生まれる安心感、信頼感などは、重要な治療要因ともなります。本章では、人間関係の諸々の喜びや悲哀、すれ違いなどについて「なぜ・何が起きていて・これからどうしたらよいのか？」などを幅広く感じ、認識し信頼関係を形成するために、人間関係の心理の法則的事実として明らかにされている諸理論を紹介し、人間理解の一助とします。

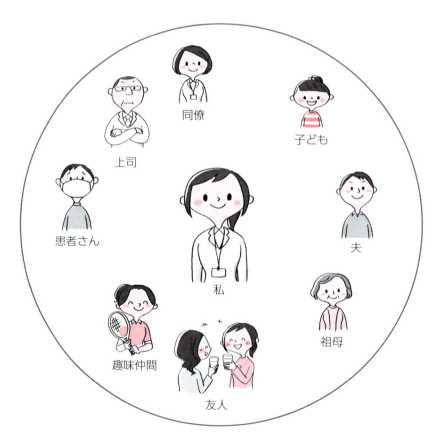

薬剤師として活躍しているピーコさんをめぐる人間関係

1 対人行動

関連するSBOs
▶薬学準備教育ガイドライン （2）人の行動と心理
②動機づけ ▶2. 欲求とフラストレーション・葛藤との関連について概説できる。
⑥人間関係 ▶2. 主な対人行動（援助、攻撃等）について概説できる。

　思いやり　援助行動　利他性　利己性　共感的利他性　攻撃性

1 対人行動

1-1 援助行動

1) 援助行動の理論

人はなぜ困っている人を助けるのでしょうか。援助行動の心理的な基盤の代表的な理論として、次の4つが挙げられます。

①社会的交換理論

困っている人を助けることは、いずれ自分が困った時に助けてもらえるという相互依存の考えに基づく互恵性が働いています。交換されるのは個人的感情に基づく心理的報酬であり、「ありがとう」といわれるだけでも心理的な報酬を得ることになります。日本では、お返しをするという交換的考えが強いといえます。

②同情・共感的利他性説（図14）

困っている人を見た時に共感すれば、共感的利他性説により純粋な援助行動を行いますが、共感しない場合でも社会交換的にみて援助行動が報酬を生むと思えば援助行動を行うし、行わない場合も起きます。

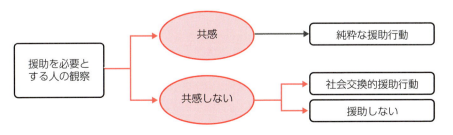

図14 バトソン（C.D. Batson）の共感的利他性説

③不快解消説

相手のためと思える行動も、実は援助者自身の利己的な動機から起きている場合があります。例えば、苦しんでいる人を見るのは不快なので、自分の不快を解消するために援助するような場合です。

④学習説

人は生まれながらの本能のみで人を助けるのではなく、成長過程における親からのしつけや学校教育の中で援助することを学びます。子どもの場合、人を助けたりするとご褒美などの物質的報酬やほめられるなどの社会的報酬により、新しい行動傾向が直接的に強化され学習されます。また、他者が報酬を受けるのを観察するなどして間接的に強化されて学習する場合もあります。

2) 援助行動の実際

利己的援助行動や利他的な援助行動、何気ない援助行動も含めて、思いやり行動はどのような場面で現れるのかを調べた社会心理学者の高木修らは、大学生へのアンケートから援助行動の7類型を挙げています。①寄付・奉仕活動 (募金、ボランティア、献血他)、②分与・貸与行動(財布を落とした人やお金の足りない人にお金を貸す、自分の気持ちの物を分ける他)、③緊急事態における救助活動 (乱暴されている人を助ける、警察に通報する、介抱する他)、④労力を必要とする援助行動 (近所の葬式や引っ越し、自動車の故障を助ける他)、⑤迷子や遺失者に対する援助行動 (迷子を交番に連れて行く、落とし物を届ける他)、⑥社会的弱者に対する援助行動 (身体の不自由な人や高齢者に席を譲る、手を差し伸べる他)、⑦小さな親切行動 (道順を教える、カメラのシャッターを押すなど、何気ない手伝い)→参照：応用してみよう「援助行動について」(p.71)

3) 援助行動のプロセス

困っている人に気づいたり、困っている状況に遭遇した時に、援助をするかどうかについての決定プロセスは次のようになります。

①本当に援助が必要な場面か、自分が関わる必要があるかなどの判断が行われます (一次的認知処理)。

②関わる必要がないと判断されれば援助行動は起こりません。関わる必要があると判断されれば共感や同情を中心とする「感情過程」が働きます。

③この感情が「助けなくては」という規範的責務感を起こさせます。感情過程が起こらなくても責務感だけで援助が起こることもありますが、援助するとどのような損得があるかを検討する認知処理(二次的認知処理)が起こります。この時に損得の分析だけではなく、どのように行動すれば困っている人のためになるかという「行動プランの検討」が起きます。

4）医療現場における援助行動

　医療現場ではしばしば「思いやりをもって患者さんに対応しましょう」といわれます。思いやりとは、自己中心的な自分のための利己性ではなく、患者の役に立つような「利他性」を前提とした援助行動であり、「規範的責務感」、「共感」と「援助スキル」が必要です。

　思いやりとは誰もが生得的に漠然と持っているものではなく、生活の中で意識して身につけ学習するものといえます。

応用してみよう

援助行動について

目　的	自らの体験例から援助行動の心理と意義、援助する―援助される関係について考える。
人　数	１グループ３人
用意するもの	ふせん（できれば３人の色は変える）。模造紙４分の１程度の紙
所要時間	30分（+発表時間）

方　法

1. 今までの日常生活で自分自身が体験し、あるいは見聞きした援助行動をどのようなものでもよいので、できるだけ多く、ふせんに具体的に記す。（５分）
2. ３人で書いたものを見せ合い、全員の紙を７つに分類して模造紙に貼る。（10分）
    - ①寄付・奉仕活動
    - ②分与・貸与行動
    - ③緊急事態における救助活動
    - ④労力を必要とする援助行動
    - ⑤迷子や遺失者に対する援助行動
    - ⑥社会的弱者に対する援助行動
    - ⑦小さな親切行動
3. ３人の体験を共有する。体験の中から、特に印象の強かった例を１つ取り上げて次の項目に沿って発表する。（９分：１人３分×３人）
    ①援助の動機、②援助している時に困ったことや嬉しかったこと、③相手にとってどうであったか、その他何でも。
4. 援助行動を促す心理と、阻む心理、援助される立場の気持ちについて討議して、グループごとに発表する。（１グループ２分）

1-2 攻撃行動

　人は誰でも小さな頃から「人を叩いてはいけない」としつけられ、乱暴な行為はしてはいけないことであると学習してきています。それにもかかわらず他者への攻撃行動を見聞

きすることに枚挙の暇がありません。

1) 攻撃行動とは

　攻撃行動とは、他者に危害を加えようとする行為、また、他者に対して否定的な結果をもたらそうと意図を持った行為とされます。相手を傷つける意図があれば攻撃が行われたとみなしますが、思いがけずに相手を怒らせてしまったという場合は攻撃したことにはなりません。

　攻撃行動は他者への身体的暴力だけではなく言葉による暴力もあります。このように積極的に攻撃行動を起こすだけではなく、無視したり、ストライキをするなどの消極的な攻撃行動もあります。さらに自分では行動せずに他者の手を借りて間接的に攻撃することもみられます。

　攻撃行動を①身体的―言語的、②積極的―消極的、③直接的―間接的という3次元で整理すると、表6のように8つに分類されます。

表6　攻撃行動の表出形態(Buss、1961)

	攻撃行動のタイプ	具体例
Ⅰ	身体的―積極的―直接的	殴る、蹴る、発砲する
Ⅱ	身体的―積極的―間接的	落とし穴を仕掛ける、人に殴らせる
Ⅲ	身体的―消極的―直接的	座り込み、バリケードをはる
Ⅳ	身体的―消極的―間接的	ストライキをする
Ⅴ	言語的―積極的―直接的	ののしる、侮辱や非難
Ⅵ	言語的―積極的―間接的	悪い噂をながす、悪口を言う
Ⅶ	言語的―消極的―直接的	無視する、相手を避ける
Ⅷ	言語的―消極的―間接的	相手が不当な非難を受けていても黙秘する

2) 攻撃行動の理論

　ある目標を達成しようとして、そこに障壁があり阻止されるとフラストレーションの状況におかれ、障壁となっている対象（人や事柄）に攻撃行動を起こすことも生じます。このようにフラストレーション状態におかれると不安、怒りを感じるように、攻撃行動を動機づける感情は主に「怒り」です。代表的理論は以下の通りです。

①攻撃行動は生来備わった本能であるとする内的衝動説

　暴力的な映画やテレビを見ることで欲求不満を解消して攻撃への衝動を発散させカタルシスを得るという説です。カタルシスは一時的な解消になるかもしれませんが、子どもや若年者が暴力的状況の経験を重ねることは暴力性への親和性を形成してしまう可能性があることに注意をする必要があります。

②人間の内部に攻撃の原因はなく外的な要因によって攻撃が喚起され、欲求不満などの不快な感情を解消するためとしての**情動発散説**

　この場合、攻撃は不快な情動を解消するための手段であり、攻撃は別の対象にも向けられます（例えば、Aさんは薬局での待ち時間が長くてイライラしています。そこに子ども連れの若者が入ってきて子どもが騒いでいるにもかかわらず、スマホで電話しているのを見て、薬局カウンターの薬剤師に薬の遅いことを大声でクレームをつけます）。しかし、怒りや攻撃性を表出したとしても、必ずしも攻撃性が軽減されるわけでなく、むしろ強まる場合もあります。

③攻撃とは社会的場面における目標達成の手段であるとする**社会的機能説**

　攻撃することによって自分の立場を有利にしたり、問題を解決したり攻撃行動が社会的に目標を達成する手段として効果を持っているとします。攻撃は怒りや欲求不満がなくても生じることを仮定しており、その要因は、社会的場面におけるトラブルや些細なもめごとなどの社会的葛藤です。

　また、子どもは観察学習により攻撃行動を身につけています。大人が攻撃的行動をしている映像をみた子どものうち80％以上に攻撃的行動が観察されています（心理学者バンデューラ（A. Bandura）の攻撃行動観察実験による）。

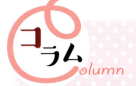

対人認知

　他者に対してある印象を持ち、その人の全体を判断し、行動の推測をする一連の行動を対人認知といいます。

①印象形成

　他者の表情、身振り、噂などの断片的な限られた情報から全体的なパーソナリティーの印象をつくりあげる過程を印象形成といいます。これは情報の寄せ集めとして形成されるのではなく、断片的な情報が影響しあいながら全体的（ゲシュタルト）な印象を形成すると考えられています。情報の中の重要な部分である、あたたかい－つめたいという個人的親しみやすさや、パーソナリティーの社会的望ましさや活動性・積極性に関わる情報が中心的特性となりやすいといわれます。

②初頭効果と親近効果

　ある人について最初に提示された情報は全体の印象を方向づけており、第一印象が重要であることを示しています（初頭効果）。しかし全体的な印象が形成された後に、それと矛盾するような情報が提示されると最初の印象はなくなり、後からの情報が重要になるということも指摘されています（親近効果）。

③ステレオタイプ的認知

　特定の人や集団・国民への画一的なイメージや、「こうあるはずだ」と単純化してつ

くられている認知枠をステレオタイプといいます。相手の印象形成や判断に影響を及ぼし、ステレオタイプに合致する情報だけに注意が向けられ偏見を助長することにも働きます。ステレオタイプの内容に否定的な評価や感情が結びつくと「偏見」が生じ、社会的な問題を生じます。

集団の人間関係

関連するSBOs

▶薬学準備教育ガイドライン　(2)人の行動と心理
⑥人間関係　▶3. 集団の中の人間関係（競争と協同、同調、服従と抵抗、リーダーシップ）について概説できる。

　三者関係　集団規範　同調　圧力　服従　リーダーシップ
インフォーマル・グループとフォーマル・グループ

1　集団の最小単位としての三者関係

　集団の最小単位は3人の関係であり、私たちが最初に所属する集団は父・母・子の三者から構成される家族です。
　まず最初に、3人の関係は2人の関係とどのように違うかを図15に示します。

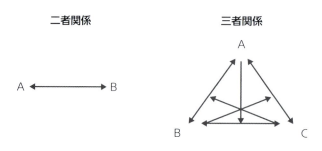

図15　二者関係・三者関係

　二者関係では、AとBが相互にやり取りをします。三者関係では二者のやり取りが増えるだけではなく「2人の『関係』に第三者が関わる」ことが可能になります。
　例えば、父と子どもが遊んでいる場面に母親がやって来て、「2人で楽しそうに何しているのかな、一緒に遊びたいな」と、父子「関係」に関わると、父子の2人の時とは違う遊

びが３人で展開することでしょう。子どもだけ、あるいは父親だけに関わる場合は「母と子ども」、「母と父」の二者関係が成立するだけです。母が、父と子どもの「関係」を生かして、その「関係系」に関わることができるのが三者関係の特徴です。

　三者関係を基本とする集団においては、関わりの手がかりが多様に展開可能であり、ダイナミックな関係の動きを体験することができます。

2 　集団の特性

　集団とは一時的な人の集まりではなく、集団を構成するメンバーが相互依存的であり、安定した関係を一定期間維持している人の集まりを指します。家族、学校、職場など、私たちは日常生活の多くの時間を集団の一員として生活しています。

2-1 　準拠集団

　自分がある集団のメンバーになり、集団の行為規範・文化習慣・価値志向性を自分のものとして採用する集団を準拠集団といいます。準拠集団には環境に適応するプラスの作用と、環境に不適応を起こすマイナスの作用が生じます（例：会員制のクラブに入り社会的地位を確立した証とする。暴走族やカルト宗教を準拠集団にすることは社会不適応につながります）。

2-2 　内集団ひいきと外集団への差別

　内集団とは自分がその集団の一員であるという自覚を持っており、「われわれ」という結びつきを持っている集団を意味します。外集団とは自分が所属しているとは考えない集団を指します。

　内集団のメンバーに対しては好意的で暖かい感情を向けやすく、外集団のメンバーには冷淡、敵意や反発などの感情を向けやすくなります。その結果、内集団に、より良い評価、報酬を分配するなどの現象を内集団ひいき性と呼びます。これは差別や偏見を生みだすきっかけになるとも考えられます（例：出身大学が同じ先輩に無条件の信頼を持つ）。

2-3 　集団の形態─インフォーマル・グループとフォーマル・グループ

　自然発生的な仲良しグループはインフォーマル・グループと呼ばれます。インフォーマル・グループは心理的な結びつきの上に成り立っており、親密さを特徴とします。一方、学校や職場集団など目的や役割が明確な組織的なグループはフォーマル・グループと呼ばれます。フォーマル・グループの中に仲良し同士のインフォーマル・グループが形成される場合もあり、裏グループなどと比喩されることもあります。

3 個人と集団の関係

「皆が良いと言うから、Aさんの意見に賛成した」とか「私はおかしいと思ったけれど、他の皆はおかしくないと言ったから・・・」などと感じたことはありませんか。この現象は、集団に特有のバランスが働いており、集団の一員となっている時に陥りやすい傾向があることを示しています。

3-1 集団圧力・集団規範

集団の活動内容や人間関係に魅力を感じて自発的に参加し、目標を共有して集団と一体化しているような凝集性が高い集団では、集団の構成員の考え方や行動に類似性を持たせようとする集団圧力が働きます。

そして、それが集団規範となり、集団に適応するためには個人がそれを受け入れることが必要となります（例：アイドルのファンクラブでアイドルの楽屋入りの際の応援の仕方が決まっており、それを守らないとファンクラブに入れないなど集団に特有な規律に従わされる）。

3-2 同調行動

心理学者アッシュ (S. Asch)は、集団における個人は自分の行動や意見・態度を多数派の行動や態度と同じ方向に、集団の期待に沿って変化させることがあることを線分の長さの実験から明らかにし、同調行動と名づけました（1枚目のカードに描かれた線分と同じ長さの線分を2枚目のカードの中から問う。本来の長さとは異なるものをサクラが指摘すると被験者の7割もがサクラと同一の線分を選んだ）。

この同調圧力を生むのは単に多数派の人数の多さではなく、多数派の意見が一致していること (斉一性)が条件となります（例：自分では違うと思うが、他の人がみな同じ選択をするので正しいのだろうと思う）。

同調圧力は集団全体を誤った方向に導く可能性もあります。社会生活には何らかの総意が必要ですが、個々人が他者からの影響に左右されないような自律性を持ち、多数派に流されないようにする主体性が求められます。

3-3 服従と抵抗

同調行動についてアッシュと研究をともにした心理学者のミルグラム (S. Milgram)は、ナチスの残忍な行為はドイツ人の気質などではなく、第二次世界大戦という状況への服従への強制であったと考え、ミルグラム実験 (被験者はサクラに仮想の電気ショックを与える)を施行しました。

この実験には多くの倫理的問題が含まれていることが論じられますが、権威を持った他者や集団から命令されれば、ごく普通の無害な人々は権威に服従して、自分では正しいと

思っていない恐ろしい行動に手を染めてしまうということが明らかにされました。この実験は比較文化的追試も行われ、類似の結果を得ています。

4 リーダーシップ

リーダーシップとは、集団活動におけるリーダーの行動が、集団活動の展開や成果に影響をもたらす過程を指します。リーダーシップが効果的に機能するためには同時にフォロワーシップが働く必要がありますので、1人でリーダーシップをとるということはありません。

職場などのフォーマル・グループでは、リーダーシップは役職者に期待される行動となります。役職者がリーダーシップの機能を担えないことは役割期待に応えられないことを意味し、信頼を失い集団は十分に機能しなくなります。

4-1 リーダーシップのタイプ

職場の生産性と集団のダイナミズムとの関係を研究していた心理学者レヴィン (K. Lewin) らは専制型、民主型、放任型リーダーシップという3種類のリーダーシップによる違いについて実験をした結果、それぞれのリーダーシップにより集団の雰囲気、自主性、課題の達成に違いがあることを実証しました。

リーダーシップのタイプを以下に3つ挙げます。

①**専制型リーダーシップ**：リーダーが作業の仕方などを一方的に指示・命令します。すべての権限はリーダーにあり、メンバーはそれに従うだけ。

②**民主型リーダーシップ**：メンバーが相談をして作業の手順などを相談し、リーダーはそれを補佐したり促したりする役割を取ります。

③**放任型リーダーシップ**：リーダーは基本的には活動に口を出さずメンバーにすべてを任せます。

この結果、民主型リーダーシップでは作業量では専制型には劣るものの、メンバーの作業に対する動機づけが高く、メンバーの独自性が発揮され、友好的な雰囲気が形成されるという結果が得られています。

心理学者の三隅はリーダーシップの主機能を、集団メンバー間の感情や人間関係に気を配るような集団維持に関わるM (maintenance) 機能と、目標や課題の達成に向けて集団を統率することに関わるP (performance) 機能に分け、この2つの機能の高低を組み合わせてリーダーシップ型を類型化するPM理論を提唱しています。大文字は高機能、小文字は低機能を表します。

三隅はフィールドワークにより、業種の違いにかかわらず業績や離職率などにおいて、監督のリーダーシップは両機能とも高いPM型が最高、両機能とも低いpmが最低であっ

たことを報告しています。

応用してみよう

3つのリーダーシップ

目 的 3つのリーダーシップによるグループを体験して、状況に応じたリーダーシップが取れるようになる。

人 数 1グループ6人

用意するもの 折り紙15枚（5人×3）※リーダー役は折り紙は用いない。

所要時間 30分（講義込みの場合は45分程度）

方 法 ▶

1 保育園のボランティアに行く時に持っていくお土産を折り紙で作ります。1人がリーダーになって作業をします。リーダー1は専制型リーダー、リーダー2は民主型リーダー、リーダー3は放任型リーダーです。

2 リーダーの役割を決めます（3人が順番にリーダーになることを知らせる）。

3 リーダー1で作業を進めます。メンバーに折り紙を1枚渡して上記の作業を指示します（リーダー2、3はメンバーとして参加します）。およそ、5分。リーダー役、メンバー役とも感想を書きます。

4 リーダー2で作業を進めます。メンバーに折り紙を1枚渡して上記の作業を指示します（リーダー1、3はメンバーとして参加します）。およそ、5分。リーダー役、メンバー役とも感想を書きます。

5 リーダー3で作業を進めます。メンバーに折り紙を1枚渡して上記の作業を指示します（リーダー1、2はメンバーとして参加します）。およそ、5分。リーダー役、メンバー役とも感想を書きます。

6 感想を共有します。

7 3つのリーダーシップの特徴について、長所と短所を話し合い、さらにリーダーシップにより、メンバー間のやり取り、作品の仕上がり具合、グループの雰囲気などがどのように違うかを話し合い整理します。

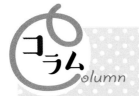
バランス理論

初対面の人に自己紹介する時に、趣味が同じだと話も弾み、好意を持ちやすいことがあります。しかし、相手がその趣味を嫌っていたりすると2人の関係もぎくしゃくします（インバランス）。人間関係のバランスが崩れた時に、いかにして回復するかについて心理学者のハイダー（F. Heider）のバランス理論から考えてみましょう。

図示すると下図のようになります。矢印のわきにあるプラス・マイナスはそれぞれの方向に対して持つ好意の感情（＋）と嫌悪の感情（－）を表します。

例）P自分、O相手、X野球。Pは野球が好き、Oも野球が好きな場合に
1. PがOをどのように思うか（？）によりバランスは変わります（図16）
2. PがOを嫌いな場合には、インバランス（不安定）状態になります（図17）
　この不快感や緊張などのインバランスをバランス状態へ移行する場合の理論的可能性としては、次の3例となります。

①PがOを好ましく思う→図18
②PがXもOも嫌いになる（PはOを嫌いになり、Oが好む野球も嫌いになる）→図19
③OがXもPも嫌いになる→図20

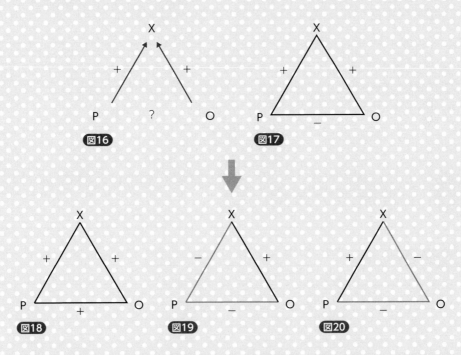

バランス理論では3つの符号を掛け合わせた結果がプラスの場合はバランス状態、マイナスの場合にはインバランス状態になります。インバランス状態は不安定なのでバランス状態になるような心理的作用が働きます。つまり、ある人や事柄への好悪は単独で生じるのではなく、別の人への好悪などからも影響を受けることを意味しています。

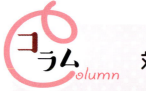 対人距離

　餌をついばんでいるスズメに近づきすぎると、突然スズメが飛び去ってしまったというような場面を経験したことはありますか？

　人間の空間行動を距離という概念を用いて具体的にしたホール (E. Hall) によるプロクセミクス(近接学)によると、対人距離とは相手との直線的距離を示し、親密さや相互関係を現す非言語的コミュニケーションの一形態です。会話する時の快適な距離は相手との関係により異なります。

　例えば、患者の居室に入る際、すぐにベッドサイドに直進して近づくと患者のパーソナルスペースを侵襲することになりますから、まずは部屋の入口で挨拶などして自分の存在を分かってもらってから近づくなどの配慮が求められます。

　服薬指導の際は、次のどの距離が望ましいでしょうか？２人組で向きあって試みてください。
　①親密距離：自分の身体から半径50㎝位の距離。親子・恋人・極めて親しい人。
　②個体距離：お互いに手を伸ばせば触れられる50〜120㎝程度。私的な空間で友人などプライベートな関係。
　③社会距離：半径120〜360㎝程度のスペース。仕事関係、フォーマルな人間関係。
　④公衆距離：半径360㎝以上のスペース。相手との個人的関係は成立しない。講演など。

➡服薬指導では、視線を合わせて声も聞き取りやすく、相手の表情などを自然に観察できる個体距離をとることが適切です。

③ 心理療法の系譜

関連するSBOs

▶薬学アドバンスト教育ガイドライン　A　基本事項
②コミュニケーション　▶1. 心理療法の基礎理論(精神分析、認知行動療法、来談者中心療法など)とその活用法について説明できる〔関連コアカリ：(3)①〕

　カウンセリング　認知行動療法　精神分析療法　集団療法
アドラー心理学

1 心理療法について

心理療法は、基本的にはうつ病、パーソナリティー障害などという診断名がつく心の病を抱えた人を対象にします。治療者・セラピストと自らの問題解決を望むクライアントの「人間関係」を基盤として、クライアントの情緒・認識・行動に変容をもたらし、精神的健康の回復と増進をもたらすことを目的とします。心理療法に内在する人間観や諸技法により多彩な流派があり、心理臨床大事典には49もの心理療法が掲載されています。

心理療法の目的は①症状の除去、症状の治療、②症状の背後にある人格を問題にし、究極的には自己実現を図る、③こころというよりたましいへの接触を図り、たましいの救済を考える、などが挙げられます。

典型的な心理療法を、主なテーマと扱う時制から整理すると表7となります。

表7　心理療法の諸類型

テーマ	時　制	代表的理論・心理療法
WHY? 行動の原因を過去から探る。知らなかった自分を知る。	過去➡現在	精神分析学 精神分析的心理療法 分析心理学 箱庭療法
WHAT? 今・起きていることを探る。今・ここで自分と出会う。	現在➡現在	人間性心理学 ゲシュタルト療法 クライアント中心療法 フォーカシング
HOW? これからどうしたいかを探る。新しい自分を創る。	現在➡未来	アドラー心理学 認知行動療法 論理療法

2 精神分析療法

精神分析学は人間の無意識を発見したフロイト (S. Freud) により創始され、性的活動を目指す性欲を発現するエネルギーをリビドーと呼び、精神—性発達理論を提唱しています。寝椅子を利用しての自由連想法、無意識の葛藤の洞察、乳幼児期の体験がパーソナリティー形成に及ぼす影響、日常生活の何気ない失策行為や対人関係が意味すること、夢分析、セラピストとの転移関係の解釈、自我防衛機制などが治療のプロセスで扱われます。現在は、クライアントとセラピストが対面して行われる精神分析的心理療法が広く普及しています (p.65参照)。

ユング (C.G. Jung) は、フロイトが性的なことに限定したリビドーを「心のエネルギー」として考え、個人的無意識と集合的無意識があるとして神話や昔話に人間の普遍的無意識を見出し、妄想や幻覚を理解するのに「元型論」を展開しました。クライアントが箱庭にミニチュアをおいて自分の世界を表現する箱庭療法の解釈にも援用されています。

3 カウンセリング

カウンセリングと聞くと、「相談室」で特別な人を対象にして行われるというイメージを持たれるかもしれませんが、スクールカウンセリング、キャリアカウンセリング、保育カウンセリング、遺伝カウンセリング、服薬カウンセリングなど、多様な領域で用いられています。対象者は乳児から高齢者まで全世代にわたり、日常生活で直面する多様な悩み、人間関係のトラブルなどへの援助を行います。「自己成長の支援学、悩み苦しみを通しての自己成長学」としてのカウンセリングということができます。

3-1 来談者（クライアント）中心療法

クライアント中心療法はロジャーズ（C.R. Rojers）により発展させられた人間の成長と変容に関する理論です。人は主体的に生きて自己実現を願い、より自分らしく生きることを探求している存在です。カウンセラーは、安全な雰囲気の中でクライアントの主体性を尊重し、成長や変容を促進することが重要であり、特にカウンセラーの態度に治療的な働きを認めています。カウンセラーの態度の必要十分条件として、次の3つが挙げられます。

①**無条件の積極的関心**：受容、配慮、所有欲のない愛情。カウンセラーの価値観で話を聴かない、話のすべてに応答する（例：やっとの思いで治療を受ける決心をして来院した患者に「こんなになるまで何をしていた！」と対応するのではなく、「決心をして、やっとの思いで来られたのですね」と、無条件の肯定的な配慮を伝えます）。

②**共感的理解とその伝達**：感受性豊かで、評価しないことを体験し、それを相手に伝える。クライアントの世界をあたかもその人自身になったかのような姿勢で、正確に伝え返し確かめる。

③**自己一致**：クライアントの心の内側への傾聴と、自分の心を空にしてクライアントの話を聴いている時の自分自身の心の内側への傾聴を同時に行う。

このような姿勢を持つカウンセラーとの関係において、クライアントは普段は気づかなかった自身の内面の声に耳を傾け、それに伴い新たな気づきが生じ、行動の変容がもたらされます。

3-2 カウンセリングを学ぶ

カウンセリングの基本モデルとしてのマイクロカウンセリングでは、技法が階層化されており体系的に学習することができます。基本的なスキルとしては、次の2段階があります。

①**クライアントとカウンセラーの関わり行動での留意点**：視線の位置、話の内容を追跡すること、身体言語・声の質への注目

②**基本的傾聴の連鎖の基本的技法**：開かれた質問・閉ざされた質問、クライアント観察技法、はげまし・言い換え・要約、感情の反映、応答技法として感情の受容

4 認知行動療法

　認知行動療法では、不安やさまざまな症状は周囲の出来事や自分自身についての認知の歪みによるものであり、知らないうちに身についてしまっている考え方の偏りや癖を修正して、物事の捉え方や考え方を変えれば行動も変わる、という前提で行われます。うつ病に有効であることが確かめられており、治療過程はプログラムに沿って行われます。クライアントは宿題を持ち帰り、日常生活でも繰り返し練習をして身につけます。

　例えば、うつ病の患者は幼児期からの歪んだ認知枠を持っており、それがストレスになって生活していると捉えます。否定的自動思考により、私は役に立たない人間で、何をやってもだめ（現在の体験）、これからもうまくいかないだろう（未来）などと、自分についての否定的な解釈が行きわたり、うつ的になると考えられています。

　認知行動療法では、まず否定的な自動思考に気づくようにさせ、次に認知の歪みを修正して健全な行動変化を引き起こします。

　否定的な自動思考として、ある出来事を不合理なほどに一般化する＜過剰な一般化＞、全か無で考えて曖昧な思考を排除する＜白黒思考＞、わずかな情報から、それが自分と関係があると思い込む＜自己関連づけ＞他、が挙げられます。

5 アドラー心理学

　精神科医アドラー（A. Adler）は、「すべての人間行動には目的がある」と提唱して個人心理学を構築しました。日本では「アドラー心理学」と呼ばれています。

　これはフロイトの原因論とは対立する仮説であり、症状の原因を探すよりは目的志向性を強調し、人間の悩みはすべて人間関係の悩みであると捉えます。教師や親の会を組織したり、子どもと親と一緒に面接をしたり、オープンカウンセリングを行うなど、今日からみても先験的な活動を展開しました。親子が対等に横の関係で向き合うことについて実際の例を多用して示しています。そして、健康なパーソナリティーの条件として、自分を受け入れている、世界を信頼している、貢献感を持っている、誠実である、共同体感覚を持っていること、などを挙げています。

6 集団療法

　集団療法は、1～2名のセラピストと複数のクライアントにより行われ、「集団」が持つ特別な関係の動き（依存、逃走―逃避、つがい）や、セラピストとクライアントのやり取りだけではなく、クライアント同士のやり取りにも特別な治療促進的な要因を見出して行われ、対人関係における回復が目指されます。

　治療要因としては、集団に受容されている感覚、困っているのは自分だけではないとい

う普遍性、情緒が解放されるカタルシス、他者の言葉や行動から学ぶ代理学習、将来に希望を持つ、自分が他の人の役に立っている利他性など、13の治療要因が挙げられます。

　実践形態としては、7名程度で行われる小集団精神療法と、病棟でのコミュニティーミーティングなどの大集団精神療法に大別されます。また、言葉だけではなく、アクションや役割を用いる心理劇や、社会生活技能訓練（SST）があります。SSTでは例えば服薬について医療者に質問をするスキルをロールプレイングで練習して、自分にできそうな方法を見つけて実行する、などを繰り返し生活のレパートリーを広げます。

7 その他

　絵画、ダンス、俳句などの表現活動や作業活動を活用する芸術療法、子どもとの遊戯療法、日本で体系化された森田療法、内観法などがあります。また、同じ悩みを持つ人たちの自助グループでは、経験の分かちあい、共感・支持などが参加者をエンパワーします。

交流分析理論

関連するSBOs
▶薬学教育モデル・コアカリキュラム　A　基本事項
(3)信頼関係の構築
①コミュニケーション　▶4. 対人関係に影響を及ぼす心理的要因について概説できる。

 交流分析　エゴグラム　自我状態　構造分析　行動特性
基本的対人態度　ストローク

1 交流分析理論(Transactional Analysis)

　交流分析はアメリカの精神科医バーン(E. Berne)が1950年代中頃から提唱した理論です。交流分析では、対人交流がお互いの自我状態の間でやりとりがされていると考え、対人関係で起こっている交流のパターンを分析していきます。

　自我状態とは、人の思考や行動のパターンの基盤となるものでP(Parent)、A(Adult)、C(Child)の3つに分類されています。さらにPはCP(Critical Parent)とNP(Nurturing Parent)、CはFC(Free Child)とAC(Adapted Child)に分けられ、分析の際にはAと合わせて5つの自我状態を検討します（図21）。

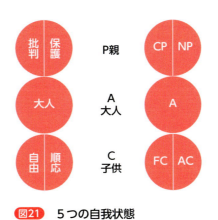

図21 5つの自我状態

　エゴグラムは、それらの自我状態を定量的に知るためにデュセイ(J.M. Dusay、1977)によって開発された質問紙で、治療場面だけでなく、自己理解の促進などを目的に医療や教育の場などで広く用いられています。

2 交流分析の方法

2-1 構造分析

　自分の自我状態をエゴグラムによって分析し、自分自身の自我状態の特徴を知ることによって、人との関係性をより良く持つことに役立てることができます。それぞれの自我状態の特徴を表8にまとめました。

表8 5つの自我状態

	特徴
CP：批判的親 (Critical Parent)	・自分の考えや価値観を正しいものとしてそれを主張する ・良心、理想などと関連する ・規則などを教える反面、支配的で命令調、ほめるよりも責める傾向が強い
NP：養育的親 (Nurturing Parent)	・人を励ましたり世話をする ・思いやり、同情、寛容さなどと関連する ・保護的で優しいが、度がすぎると押しつけがましくなる
A：大人 (Adult)	・客観的事実をもとにものごとを判断する ・知性や理性と関連する ・客観的で冷静だが、度がすぎると情緒的に乏しく人間味に欠ける
FC：自由な子ども (Free Child)	・社会規範にしばられず、快感を求めて苦痛や不快なことを避ける ・本能、感覚などと関連する ・自己を解放して楽しむことができるが、度がすぎると自己中心的になる
AC：順応した子ども (Adapted Child)	・本来の自分の感情や欲求を抑えて、親などの期待に応えようとする ・親にとって『いい子』である ・素直で協調性もあるが、度がすぎると嫌なことを嫌と言えず自発性に欠ける

（参考：川瀬正裕，松本真理子「新 自分探しの心理学－自己理解ワークブック」，ナカニシヤ出版，p18-25, 1997)

2-2 交流パターン分析

人と人との交流がどの自我状態の間で起きているかによって、対人関係のパターンを相補的交流、交差的交流、裏面的交流に分析する方法です。自分自身が陥りがちな交流パターンを自覚し、好ましい交流パターンへ変化させることができます。

①相補的交流 (complementary transaction)

話し手が聞き手に期待した自我状態と聞き手が受け止めた自我状態が一致し、期待通りの応答が返ってくるので、安心して会話を続けることができる交流パターンです（図22）。

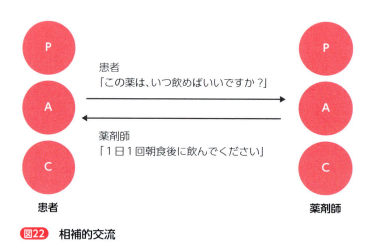

図22 相補的交流

②交叉的交流 (crossed transaction)

話し手が期待した自我状態と聞き手が受け止めた自我状態が異なるので期待通りの応答が得られず、会話が続かなくなってしまう交流パターンです（図23）。

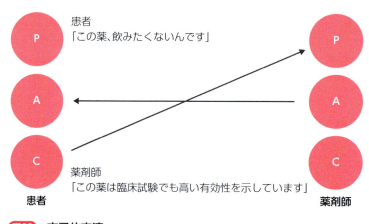

図23 交叉的交流

③**裏面的交流（顕在的な交流と潜在的な交流）**

　表面的なやり取りと別に裏で異なるメッセージを送りあっているので、お互いの関係性が複雑になり疑心暗鬼になりやすい交流パターンです（図24）。

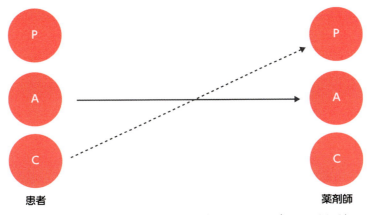

患者　表面　A→A「この薬の副作用にはどのようなものがありますか？」
患者　裏面　C→P「副作用が怖いから飲みたくないんですけど…」

図24　裏面的交流

2-3　時間の構造化とゲーム分析

　交流分析では人が交流を求める動機として「刺激への欲求」、「構造化への欲求」、「構えへの欲求」の3つを挙げています。そして人は他者からストローク（承認や賛辞などの刺激）を得るために自分の時間の使い方を構造化していると考え、受け取るストロークが少ない方から、時間の構造化を「自閉」、「儀式」、「活動」、「雑談」、「ゲーム」、「親密」の6段階に分けています。

　「親密」のようにプラスのストロークを与えたり受けたりすることで円滑な人間関係を結ぶことができますが、無意識のうちにマイナスのストロークが身についていると「ゲーム」が行われ、毎回同じようなパターンで人間関係を壊してしまうことになります。

　パターン化された「ゲーム」を断ち切るためには、自分のAの自我状態から相手のAの自我状態へメッセージを送る交叉交流により、やり取りを客観視することが大切です。

　人は誰でも相手からのポジティブなストロークを求めているので、日ごろからポジティブなストロークを与え合える人間関係を構築していく努力が必要です。

2-4　脚本分析

　交流分析では、その人の人生を1つの脚本と考えています。そして、過去と他人は変えられないが、未来と自分は変えられるという考えのもとで分析をすることによって、より円滑な交流パターンを実現できるような脚本に書き換えていきます。

3 交流分析による基本的対人態度

交流分析では、相手に対する基本的な対人態度を4タイプに分け、人は「基本的構え」への欲求を持つと考えています（表9）。

自分自身の「基本的構え」をよく理解することにより自律性を高め、自分も相手も尊重する " I'm OK, you're OK " を心がけることが、良好な人間関係を構築するために必要です。

表9　対人関係を結ぶ上での基本的構え(Basic Position)

Type1	私はOKである、他人もOKである
協調性があり相手のことも尊重できるので、信頼関係に基づいた対人関係を構築することができる		
Type2	私はOKでなく、他人はOKである
自分に自信がないため、発言力のある相手に過剰に依存した関係を結びやすい		
Type3	私はOKである、他人はOKでない
自己愛や万能感が強く、自分の思い通りにいかない時は責任の所在を他者に求めがちで対人関係において摩擦を生じやすい		
Type4	私はOKでなく、他人もOKでない
人に対して基本的な信頼感を持てず内閉的になりがちで、周囲から手を差しのべられても自らその関係を断ち切ってしまう傾向がある		

(参考：杉田峰康「交流分析」日本文化科学社, 1985)

アサーション理論

関連するSBOs

▶薬学準備教育ガイドライン　(2)人の行動と心理
①人の行動とその成り立ち　▶2.行動と人の内的要因、社会・文化的環境との関係について概説できる。
⑥人間関係　▶2.主な対人行動（援助、攻撃等）について概説できる。

 アサーション（主張的反応）　非主張的反応　攻撃的反応
間接的攻撃反応

1 アサーション (assertion)とは

人とのコミュニケーションにおいて、「相手の話を聴くこと」とともに、「言うべきことは言うこと」もとても重要なことです。しかし、話し方や表現の仕方に問題があると、相

手に不快な思いをさせたり、信頼関係が築けなかったりすることがあります。ここでは、自分のことを素直に表現するアサーションについて紹介します。

時には、人は相手に対して理不尽なことをいわれて、不満や怒りを感じることがあります。例えば薬局の忙しい時間帯に、患者との会話が長くなり、いきなり先輩薬剤師から「いつまで患者さんと話しているの」といわれたら、あなたならどのような態度をとるでしょうか？

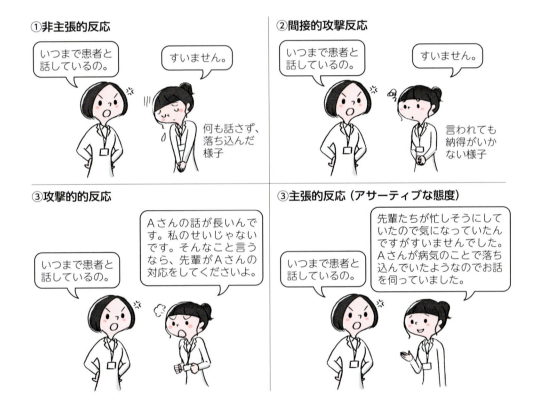

相手に感じている感情、特に不満や怒りを、相手に直接伝えることは簡単なことではありません。しかし、そのような感情を我慢していると、最終的にはその人に会うのも嫌になったり、攻撃的になったりします。対人との対応において、デルグレコ（Del Greco）は4つのタイプがあると述べています（表10）。常に人に対して同じ対応をするとは限りませんが、相手に対して自分がどのように対応しがちかを意識することは相手との良好な関係を保つためにもとても大切なことです。

表10 対人との反応

非主張的反応	自分の気持ちや考え、信念を表現しなかったり、しそこなったりすることで、自分から自分の言論の自由を踏みにじっているような言動
攻撃的反応	自分の意見や考え・気持をはっきりと言うことで、自分の言論の自由を守り、自分の人権のために自ら立ち上がって自己主張しているが、相手の言い分や気持ちを無視、または軽視して結果的に相手に自分を押し付ける言動
間接的攻撃反応	言語的には直接攻撃的な反応はせず、間接的・非言語的に攻撃する態度
主張的反応（アサーティブな反応）	自分も相手も大切にした自己表現。自分の人権である言論の自由のためには自ら立ち上がろうとするが、同時に相手の言論の自由も尊重しようとする態度

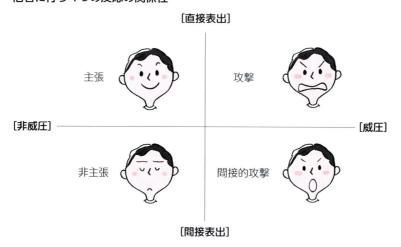

他者に行う4つの反応の関係性

　主張的すなわちアサーティブな態度とは、他の人の権利を尊重するとともに、自己の信念や意見を尊重する態度です。「言いたいことを言わずに自分だけが我慢すればそれでいい」という消極的な態度をとらずに、「ノー」と言うべき時には、はっきり言う、ただし相手のことも考えて主張することが重要です。

　話し合いの場面では、往々にして意見が一致するのは難しく、コンフリクト（葛藤）が生じることがあります。すぐに妥協するのではなく、お互いの意見を出し合い、意見を譲ったり、譲られたりしながら、両者が納得する結論を導き出す必要があります。そのためには、互いに素直に、正直に自分の考えを伝え、また相手の話をしっかり聴くアサーティブな態度を身につけることが、相手との信頼関係を築く第一歩となるでしょう。

2 アサーティブな態度を身につける言語表現

　心理学博士の相川充は、アサーティブな態度をとるためにはアサーティブな行動や思考を妨げる思考パターンである「非合理的信念」を自覚することが重要であると述べていま

す。「非合理的信念」とは、理論的に考えれば根拠のない思い込みや推論の誤りに基づいた思考パターンであり、誰からも好かれて受け入れられなくてはならないと考える「普遍的是認」、やるからには失敗せずに完璧にやらなくてはいけないと考える「完全主義」、自分には何の価値もないと考える「自己否定」があります。このような思考過程を持っていると、相手に対して非主張的な反応や攻撃的な反応をしてしまいがちです。

では、どのようにしたらアサーティブな態度を身につけることができるでしょうか？適切に自己主張する具体的な会話方法として、アサーション・デスク（DESC）があります。

①D (Describe)：模写する

自分が対応しようとする状況や相手の行動を、客観的、具体的に模写するものです。あくまでも客観的、具体的な事実や言動であって、相手の意図や態度を推測して話すのではありません。

②E (Explain)：説明する

その時の状況や相手の行動に対する自分の気持ちを具体的に伝えます。①で模写したことに対する自分の気持ちを表現したり、説明したり、相手の気持ちに共感します。

③S (Suggest)：具体的な提案をする

相手に望む行動や現実的な解決策などを具体的に提案します。

④C (Choose)：選択する

相手の肯定的、否定的な結果に対してどういう行動をするか選択肢を示します。選択肢は具体的で実行可能なものとします。

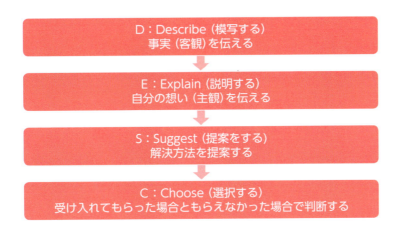

DESC法を使用した会話を考えてみましょう。薬局の薬剤師が、A医院の医師に患者の処方箋について問い合わせをしている場面です。

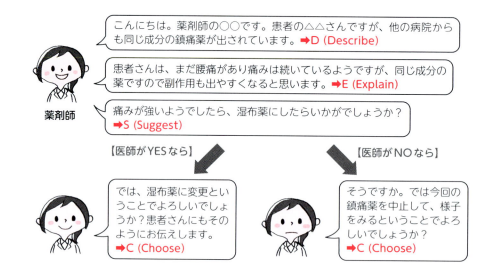

　親しい間柄や情報が共有できている場合には、具体的な説明 (E) がなくても、提案 (S) だけで十分な場合もあるかもしれません。しかし、初めて電話する医師や、新しい状況の場合は、初めにどういう状況であるか客観的な事実 (D) を述べる必要があります。

　つまり患者がどのような状況であるかをしっかり述べてから、自分の考え (E) を伝えることによって、相手に伝えたいメッセージが伝わりやすくなります。提案 (S) に関しては、相手の受け止めはYESの時もあれば、NOの時もあります。相手からの思わぬ返答で戸惑ったり、怒ったりすることなく、両方への対応を常に心がけておくことがアサーティブな態度を身につけることにつながります。

コラム　自他尊重のコミュニケーション

　話をする時には、「あなたはこうすべきである」という「YOU（あなた）メッセージ」ではなく、私はこう思うという「I（私）メッセージ」を使うことを意識しましょう。「YOUメッセージ」は、言外に相手を非難する意味を持つ傾向があります。一方、「Iメッセージ」は、「私」と「あなた」はまったく別の人間であり、「私」が「あなた」について考えたり、感じたりすることは、あくまで「私」の感じ方であり、「あなた」の考えを否定するものではないことを認識できるメッセージになります。

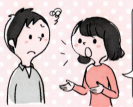

（あなたは）もう少し相手の人と話し合うべきよ。
（YOUメッセージ）

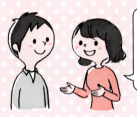

（私は）もう少し相手の人と話したほうがいいと思います。
（Iメッセージ）

6　家族システム

関連するSBOs

▶薬学準備教育ガイドライン　(2)人の行動と心理
①人の行動とその成り立ち　▶2. 行動と人の内的要因、社会・文化的環境との関係について概説できる。

キーワード　システムとしての家族　システムの階層性　境界　直線的因果律　円環的因果律

1　システムとしての家族について

　あなたの「家族」を書いてくださいといわれたら、あなたは誰を、どこまでの関係を家族と思うでしょうか。現代社会における家族像は愛情・信頼といった表現からは捉えきれないほどにその実態は多岐にわたっています。晩婚化・非婚化、少子高齢化・ひとり暮らし世帯の増加、離婚率・生涯未婚率の増加などは、家族が現代社会にどのように適応していくかの問題を投げかけています。

　家族の定義は社会文化的に多岐にわたり、歴史の変遷の中で家族機能への期待も多々あ

りますが、ここではまずシステムとしての家族について述べます。

システムとは、あるまとまりを持った意味のある全体のことを指します。学校や会社と同様に家族もシステムであり、ある時点で誕生し、発達して死に至る生きたシステム（生物体システム）とみなすことができます。そして、生物体システムは外界に開かれたシステムであり、周囲の環境から情報を取り入れたり出したりして生きています。つまり家族の現状を捉えて理解するためには周囲の環境、家族の置かれている状況から目を離すわけにはいきません。

1-1 家族のサブシステム

1) システムの階層性

家族システムはいくつかのサブシステム（下位システム）によって構成されています。例えば三世代同居の家族Aのサブシステムには、①祖父母システム、②両親システム、③きょうだいシステムなどがあります。これらのシステムは固定しているわけではなく、時には男性システムと女性システムなど、他のシステムが流動的に形成されます（例：おせち料理を祖母・母・娘が一緒につくり、祖父・父・息子は庭掃除をする）。

家族内の決定事項に関するサブシステムは決定サブシステムといわれています。例えば子どもの結婚問題について祖父母が決定サブシステムを持ち、強力なパワーを持つと、両親の意見よりも祖父母の意見が優先され問題が生じたりもします。また、子どもシステムの階層が親システムよりも高いと、子どもの方がパワーを持つために子どもが親をコントロールすることになります（例：子どもから親への心理身体的暴力・支配など）。

2) システム間の境界

境界とはシステムがサブシステムを区切るための抽象的概念です。この境界が曖昧であったり、固かったりするとシステム間にトラブルが発生しやすくもなるので、程よく明瞭な境界設定を意識する必要があります。

①**曖昧な境界**：家族システム間の境界が曖昧であり、融合・侵入したり、取り込まれたりする（例：ギャンブル依存症になっている息子の借金を親が負担している。このような場合、子どもが責任をとるべきことを親が肩代わりして責任をとり、子どもと親との境界を曖昧にしている）

②**固い境界**：家族システム間の境界が固く、相互交流ができない状態に置かれ、その結果家族がバラバラになる(例：思春期の娘は親を拒否して顔を合わさず、父親は仕事に疲れて家族に関心を持たず、母親は趣味に没頭している)

③**明確な境界**：システムの情報が程よくオープンで、程よくクローズされ、守られて健康な境界（例：両親サブシステムが情報を共有し、子どもとの間でどのような情報を共有するかが明瞭であり、それぞれのシステムの自律性が保たれている）

2　直線的因果律と円環的因果律

　ある事柄がなぜそのようになっているかを原因と結果の関係からみる場合、2つの見方があります。原因Aから結果Bが生じ、他の原因Cから結果Dが生じるというように、「原因─結果」の一方向の重なりとみる見方を**直線的因果律**といいます。

　それに対してある出来事が多方向に影響をもたらし、その結果がまた新たな影響をもたらすというように、原因が結果となり、その結果が新たな原因となるというように相互に影響しあい、絡みあっているという見方を**円環的因果律**といいます。

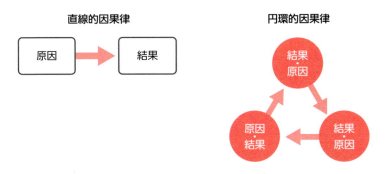

図25　直線的因果律と円環的因果律

　家族は、父母子などが関係しあいながら生活しており、単一の直線的因果律により問題を捉えるには無理が生じ、相互に影響しあっているとする円環的因果律で捉えることが必須となります。事例をもとに考えてみましょう。

＜事例：次男の中2男子。帰宅が遅いのを父親から厳しく叱られてから学校へ行っていない＞

- **直線的因果律**により理解する場合：親の養育態度が「原因」であり、その「結果」として子どもが不適応になっている（母親が甘やかしているから、子どもは門限も守れないのだ）。あるいは、子どもが親に反抗するので（原因）、親は子どもを厳しく叱るのだ（結果）（門限を守るのは当然のことであり、それに口答えする子どもは厳しくしつけなければならないから厳しく叱るのだ）。

　➡このように、一方向的に原因と結果を捉えると、両者の関係は対立が助長され、勝ち負けの関係になり、ある時は責任のなすりあいにもなりかねません。

- **円環的因果律**により理解する場合：父親が子どもに門限を守れないことを厳しく叱り（原因）、子どもは不機嫌になり反抗して学校へ行かなくなる（結果）。不機嫌になった子ども（原因）はいつもは門限を少しぐらい遅れても許してくれたじゃないかと母親を責める（結果）。責められた母は父に日頃の子育てに協力してくれない愚痴をこぼす（原因）と、父は不機嫌になる（結果）。そして、不機嫌になった父はさらに子どもを

厳しく叱り、無理矢理登校させようとする(原因)、その結果、子どもは・・・。
➡このように家族は幾重にも重なる循環の中で生きており、家族の1人に問題が生じた時はその1人だけを取り出して変化させようとしたり、特定の誰かだけを問題にしたり、責任のなすりあいをしていても、家族システムの悪循環は変わりません。

この事例の場合では、子どもの不登校は家族関係のどこかに無理があることへのサインであると捉えて、新しい家族関係をつくることが求められます（p.154「家族療法」参照）。

 家族機能の再生へ向けて

「家庭内暴力」という言葉が周知された1980年代の日本では、暴力とは子どもから親への暴力的行為を指していましたが、当時のアメリカでは夫婦間の暴力を指すといわれており、いずれ日本でも夫婦間の暴力が表面化するであろうと囁かれていました。予想通り、夫婦間の暴力は家庭内の内輪のもめごととして納まることではなく、人権に関係する加害―被害関係であるとされ、DV防止法が2001年に制定されるに至りました。

児童虐待の増加に象徴されるように、最も安全な場所として機能していたと思われていた家族幻想は崩れています。少子化や単身世帯の増加などにみられるように家族が縮小化し、また、家事や教育の外注化など家族機能が弱体化しています。それだからこそ、温かい人間関係を家族に求めている時代ともいわれます。

児童虐待防止法、DV防止法など、家族機能に司法が加入せざるを得ない社会状況において、安全で開かれた家族関係をいかにつくるかが私たちに問われています。

7 関係性の病い

関連するSBOs
▶薬学教育モデル・コアカリキュラム　A　基本事項
(3)信頼関係の構築
②患者・生活者と薬剤師　▶1. 患者や家族、周囲の人々の心身に及ぼす病気やケアの影響について説明できる。　▶2. 患者・家族・生活者の心身の状態や多様な価値観に配慮して行動する。（態度）

　共依存　イネイブラー　物質嗜癖　行為（プロセス）嗜癖
　　　　　　関係嗜癖　自助グループ

第3章で学んだように、私たちは家庭や学校、職場などの集団に属してさまざまな人々と出会い、その時々の困難な問題を解決しながら、自分らしさを育てて生涯にわたり発達しています。

では、例えば相手のために良かれと思ってしていることが、実は相手のためにはなっていないらしいということが分かった時、あなたはどのように感じるでしょうか・・・。相手を見放したり、やり方が良くなかったのかと自分を責めたり、はたまた相手が悪いのだと責める、など堂々巡りになり、問題は余計に悪化するかもしれません。

人と人が関わりあい共に生きていることは楽しいだけではなく、実は苦しみをも生じさせている場合もあることについて、さらに考えましょう。

1 共依存という考え方

「共依存」とは、1970年代にアメリカのアルコール依存症の治療の中で、飲酒者の家族と関わってきたソーシャルワーカーの体験から見出された考え方です。

アルコール依存症は個人の精神的問題だけではなく家族が関係していること、特にアルコール依存症の夫が妻を振り回しながらも妻に依存し、妻は夫に巻き込まれながらも夫の世話を焼き、夫の飲酒をやめさせようとして、自分に依存してくるその夫に依存しているかのように思われる共依存 (co-dependency) という人間関係の嗜癖の姿が浮かび上がってきました。

例えば、夫の飲酒行動をやめさせようと世話をする妻 (イネイブラー：enabler) が夫に、今度お酒を飲んだら離婚するなどと説教をすると、夫は内心では飲酒は悪いことだと分かっているので、しつこく言われると不快になり、不快感を消すために再飲酒してしまう、という悪循環が形成されます。依存症の回復にはこのイネイブラーの変化が重要であるとされました。「ケアを撤去する」、「世話を焼かない」、「夫の問題は夫に返す」といったアドバイスは、自助グループがいち早く取り入れています。良かれと思ってしていたことが実は相手の自立を阻む場合があること、自分と相手の「関係のあり方」を問題として把握する中で「共依存」ということが見出されたのです。

自助グループでは問題飲酒をしている本人のためのグループと並行して妻や子ども、家族のためのミーティングが開かれています。体験談の共有を介して飲酒をしている当事者のケアから手を引く、距離をおくことなどが語られます。その結果として、家族関係に変化が生じ、飲酒をしている本人が自分の問題として飲酒行動に向き合い参加を始めるという例が挙げられます。

しかし、現在ドメスティックバイオレンスなどの夫婦関係においては共依存という言葉は使わないとの立場があります。臨床心理士の信田は依存症臨床の立場から「この言葉はシステム論が前提とする対等性の強調によりつくられたものですが、『共依存の妻は逃げようとしなかった』というような夫の発言にみられるように、加害者である夫の責任を見

えなくし、被害者有責論に加担する危険性がある」こと、そして「『良かれと思ってケアを与えることが、結果として対象者の症状・問題を却って悪化させてしまう』というパラドックスは、アルコール依存症だけでなく、不登校、摂食障害、引きこもりをはじめとする多くの家族問題に適用可能である」として「ケアは時に有害であるという認識は、共依存という言葉がもたらしたと言っていい」とその歴史的経緯を説明しています。

2 嗜癖について

　嗜癖とは一般的に、ある習慣が行き過ぎてしまいコントロールが難しい状況に陥り、そのためにさまざまな健康問題や家庭内の問題や社会問題を引き起こすことを指します。

①物質嗜癖

- アルコール依存 (アルコールを大量に摂取し身体を壊し、対人関係を壊し、社会的な責任などを果たせなくなっても飲酒への欲求が続きます)
- 市販薬・処方薬依存 (処方箋の偽造などの犯罪行為にも及びます。次々と医療機関を受診することにより大量の向精神薬を所持し、それを転売するなどの事例が報告されています)
- 有機溶剤、ニコチン依存 (＊「DSM-5　精神疾患の分類と診断の手引」(医学書院、2014) では、嗜癖という一般的な用語は診断用語としては使用せずに、物質使用障害群として、アルコール使用障害、大麻使用障害、タバコ、鎮静薬、睡眠薬、または抗不安薬使用障害、他を挙げています)

②行為 (プロセス)嗜癖

- 摂食障害 (過食・拒食)、窃盗、放火、買い物依存 (服を着るためではなく、物を買うことで店員に受け入れられ、称賛される快感を得たいがためにサラ金から借金をしても服を買い続け、家には着ていない服があふれている)
- ギャンブル依存 (ギャンブルのことを常に考え、苦痛な時にギャンブルをすることが多い。借金を重ねて経済的に破綻し、身近な人との信頼関係をなくす)

③関係嗜癖

- 共依存 (必要とされることを必要として、相手のためには苦しむこともいとわない一方、相手をコントロールして変えようとする)
- セックス依存 (セックスが楽しいからではなく、セックスを提供することで相手が喜び、自分を受け入れてくれることから、出会い系サイトなどで相手を求める)

　以上のように、嗜癖状態とは本人が問題を抱え込むだけではなく、周囲の人たちをも巻き込み負のサイクルをもたらします。

嗜癖者本人は、自分の行為を他者に知られないように秘密を持ち、時には嘘をつき、そのことに自己嫌悪し、哀れみ、怒りを持ち、自尊心を低下させます。人間関係から孤立し、生きがいを失います。長期の飲酒や度重なる過食嘔吐などにより身体状態も悪化します。

家族は本人の問題に巻き込まれ、時には飲酒しながらの暴力などドメスティックバイオレンスを受けて、ストレスフルな状況に追い込まれます。これらの負のサイクルを絶つには何が必要でしょうか。

3 関係性の病いからの回復

「共依存」でも触れたように、アルコール依存症の治療過程においては、飲酒者個人の問題として飲酒問題を考えるのではなく、当事者に関わる個人と当事者との関係を変化させることを視野に置く必要性が見出されました。

しかし、悪意はなくても良かれと思っている関係の担い手(例えば妻)には、二者の閉ざされた関係(夫婦で何とか解決する)が強調されて、余計に頑張り、結果として問題を悪化させてしまったり、問題の渦中にいる個人はそのことに気づきにくかったりもします。

多様な嗜癖問題への関わり方が当事者である相手にとってどのような意味を持つのかを客観的に把握することは、自力ではかなり困難であり、例えば、夫婦間の閉ざされた二者関係などが強くなりがちです。

このような閉ざされた関係が少しでも開かれるように、そこに関わる第三者の存在を求めてソーシャルサポートの手がかりを求めること、また、どちらか一方が支援を求めていることや長期にわたって困っている姿を身近に見たり気づいたら、専門機関に紹介することなどが必要不可欠です。これらは余計なおせっかいに見えるかもしれませんが、ソーシャルサポートの一員としての薬剤師によるアドバイスは、困難な問題を抱えている当事者にとっては、新しい行動への初めの一歩を支える存在ともなります。

嗜癖行動は個人の意思の力だけで回復することではありません。嗜癖行動を自らが選択した状況を専門家や仲間とともに振り返り、新しい行動を選択する力を獲得していくことが回復につながります。

また、同じような苦しさを体験している人たちが作る自助グループがつくられています。批判や助言はなしのミーティングの中で、お互いが援助者—被援助者の関係となり、主体性や意見、希望が尊重され、自尊感情が回復し、孤独感が解消され自分の居場所として自分の存在感が満たされ、回復への一歩が始まります。アルコール依存のグループはもちろんのこと、摂食障害のグループ、ギャンブル依存のグループ、薬物依存のグループ他、多種多様な自助グループが活動をしています。

アルコールや薬物という物質により人生の一部を壊された人たちは、自律しあう人間関係の中で回復し新しい人生を開拓していき、結果において負のサイクルを絶つことにつながります。

⑧ 疾病利得

関連するSBOs

▶薬学教育モデル・コアカリキュラム　A　基本事項
(3)信頼関係の構築
②患者・生活者と薬剤師　▶1. 患者や家族、周囲の人々の心身に及ぼす病気やケアの影響について説明できる。

キーワード　疾病利得　疾病役割　病者　防衛反応　仮病

1 病気になること

　社会的存在である人間は、毎日会社へ通い仕事をする、進学のために試験を受ける、など日常生活を送る上でさまざまな義務や責任を果たしています。それらの義務や責任はその人にとって時には負荷になり、休みたい、辞めたい、などと思うこともあるかもしれません。

　しかし、健康なのに義務や責任を果たさないことは、周囲からの批判だけでなく自分自身の良心が咎め躊躇してしまう人がほとんどなのではないでしょうか。そうやって何とか現実社会と折り合いをつけている人が病気になった時、今までの生活が一変し、新たに"病者"としての役割が発生します。その様な役割のことを社会学者のパーソンズ(Parsons、1964)は、"疾病役割"と定義しました。

　疾病役割には、次の4つの特徴があります。

①周囲から咎められることなく現実生活の義務や役割が免除される
②他人から面倒をみてもらい、他人に依存することが許される
③現実生活の義務や役割が果たせなくなったことを認識し、回復のための努力をする
④専門家と協力して治療に勤しむ

　①、②は病気になったことによって病者が得る権利、③、④は病者として果たすべき義務といえます。

2 "病者"でいる利益

　人は誰しも健康な生活を望んでおり、病気になって社会から隔絶されることは決して望

ましい状況ではないはずです。しかし、時として、"病者"であり続けることを無意識のうちに選択している場合があります。そのように"病者"でいることによって心理的・社会的・経済的に何らかの利益を得ることを"疾病利得"といいます。

　本人は本当に病気やその症状で悩まされているにもかかわらず、無意識のうちに本人にとって何らかの目的を達成する手段として病気を用いているのが"疾病利得"の特徴です。

　似たような状況に"仮病"がありますが、"仮病"が意識的に行われるのに対して、"疾病利得"は無意識的に病気でいることを選んでいるという違いがあります。

　例えば、走るのが苦手な小学生が翌日の運動会をさぼりたくて、本当は痛くないのにわざと「お腹が痛い」と訴えるような場合は"仮病"ですが、自分では参加しなければと思っているのに本当にお腹が痛くなってしまい、夜間診療を受けるような状態になり結果的に運動会に参加できなくなるような場合は"疾病利得"と考えられます。

　このように"疾病利得"には、自分が嫌だと思っていることが病気という大義名分によって免除されるという利得の他、病気を避難所として用いているため本来自分自身が抱えている問題から目をそらすことができることも利得として含まれます。"疾病利得"は頭痛、腹痛、発熱、吐き気、パニックなど心身の疾患を問わずに見られ、問題となる症状が結果的に本人の利益となる形で現れることも指摘されています。

3 　"疾病利得"への対応

　疾病利得は本人が自覚していないことが特徴で、一種の心理的防衛反応と考えることもできます。つまり、本人が直面したくない脅威から、無意識のうちに守ってくれるもの、という捉え方です。

　そのため周囲が医学的根拠だけを取り上げて本人を責め説得しても、かえって追い詰めてしまうだけです。時間はかかるかもしれませんが専門家の力を借りながら、患者自身が無意識のうちに病気に逃げ込んでいる原因を明確にし、回避しようとする自分の気持ちを認識してもらうことが重要です。

⑨ 専門家と患者

関連するSBOs

▶薬学教育モデル・コアカリキュラム　A　基本事項

(3)信頼関係の構築

②患者・生活者と薬剤師　▶1. 患者や家族、周囲の人々の心身に及ぼす病気の影響やケアの影響について説明できる。　▶2. 患者・家族・生活者の心身の状態や多様な価値観に配慮して行動する。(態度)

(4)多職種連携協働とチーム医療　▶1. 保健、医療、福祉、介護における多職種連携協働及びチーム医療の意義について説明できる。

キーワード　疾病　病い　解釈モデル　コミュニケーション　チーム医療　コンコーダンスモデルによるチーム医療

　私たちは日々の生活で、思いがけない事故にあったり急病になったりしますが、その際に頼りにするのはその分野の専門家です。例えば、法律家や医療者は通常の生活では表立っては必要とされませんが、いざという時には責任をもって登場してもらわないと困る存在です。ここでは、広義の医療者を「専門家」とし、専門家からの援助を必要とする人を総称して「患者」と呼びます。

1 医師—患者関係の変化

　従来の医療は「まな板の上の鯉」に例えられるように、患者は医師にお任せする、従属する医療として展開してきましたが、現在は医師と患者の対等な人間関係に基づいて、患者が自らの価値観や生活実態に基づいて選択する医療が求められています。患者にとっての選択とは、医療者にとっては選択の可能性を提示する責任のあることを意味しており、健康権の担い手としての自覚と行動が求められています。

　薬学生が医療コミュニケーションを学ぶ目的としてしばしば、信頼関係の構築、患者からの情報の収集、患者への情報の提供が掲げられます。まず「信頼関係」というわけですが、そもそも患者は医療者への信頼を前提に置いて受療行動を起こすのではないでしょうか。したがって、ここでの「信頼」とは、患者からの信頼を壊さないように、より良い信頼関係をつくる責任が医療者にはある、と明示することが実態につながります。患者が医療者に求めるのは、自らの客観的な身体情報であり健康回復への治療ですが、患者不在の医療になっていないかとの反省が、終末期医療の問題、多剤投与の問題などとしてクローズ・アップされています。

2 患者のナラティブを聴く　疾病(disease)と病い(illness)

　医療における医師と患者の関係は、「医師が患者を診る」という表現に象徴されるように医療者が患者を診断することが当然として行われてきました。医療人類学者であり精神医学者のクライマン (A. Kleinman) は、病者や病者の家族が症状や能力低下を認識し、生活している固有の経験を「病い (illness)」と呼び、治療の場になくてはならないものとして浮かび上がらせました。

　患者が病いの経験を語ることは自分の病いのストーリーをつくることであり、医療者が患者の語り・ナラティブを聴くことは単なる症状や異常の有無といった情報収集のためだけではなく、患者自身の生活における地位や役割、病気の捉え方、健康観を共有することにより、患者が望む治療を見出すための意味ある行為となります。

　クライマンは病気の原因や病気になった意味や生活への影響など、固有の判断や信念を「解釈(説明)モデル (explanatory model)」と名づけました。解釈モデルには、病者の今までの人生経験や価値観などが組み込まれています。一方、医療者は生物医学的モデルから人間の「疾病 (disease)」を診断して、解釈モデルを生成させますが、この2つの解釈モデルには当然のことながら食い違いが生じます。

　服薬という行為についてみると、薬は患者が捨てようと思えば、あるいは悪用しようと思えばできる「実在物」です。処方―与薬―服薬という一連の流れは、医師―薬剤師―患者の3者相互の信頼関係により成立することであり、物としての薬の使用方法が守られていることが大前提としてあります。また、検査データの読み取りは医療者が行いますが、最近では患者向けの情報として検査データ関連の書籍も販売されており、検査データは医療者と患者を結ぶ共有情報として機能しています。

　疾病と病いの体験を異質なこととして分離するのではなく、両者を効果的につなぐ機能は、医療者と患者の信頼関係やコミュニケーションによりもたらされます。病気になった時に患者・家族は「内側」から病いを体験し、治療者は「外側」から疾病を理解して、患者の体験と医療者の知識のどちらもが大切な情報として共有されるところに新しい医療が成立します。医療者には患者の語り、ナラティブを的確に聞き取る環境設定と高度なコミュニケーション能力とが求められ、患者には心身の状態や変化を医療者に伝え、治療や生活の仕方などの希望などを自分の言葉で語ることが求められています（表11、図26参照）。

表11 疾病と病い

疾病　disease	病い　illness
医師が捉え、理解する	患者が体験し感じる
所見　sign	症候　symptons
客観的　objective	主観的　subjective
共通に認識できる	直接に立証できない
複写できる	独特のもの　unique
特定の部分をおかす	全人的にひびく
不健康状態　being unwell	不健康感　feeling unwell

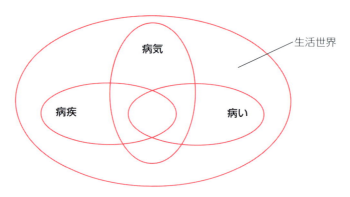

図26　疾病と病い―患者の生活世界における病気

3 コミュニケーションの意義

　患者との出会いにおいて、医療者はコミュニケーションの語源である「共に在る」を実行することが期待されています。厚生労働省による3年ごとの調査「受療行動調査からみる患者ニーズ　平成26年版」によると、外来患者のうち受診した病院を全体として「満足」しているという回答は57.9％、「普通」は31.7％、「不満」は4.9％を示しています。

　スタッフの対応については、規模の小さい病院ほど満足度が高くなっています。満足度順には、医師以外の病院スタッフによる対応58.3％、医師との対話55.8％、医師による診察・治療内容53.9％、診察時のプライバシー保護の対応50.6％、診察時間38.8％、診察までの待ち時間28.1％、このうち「医師以外のスタッフによる対応」は、病院の種類にかかわらず最も高い満足度を示しています。不満度では項目別で、診察までの待ち時間の不満が27.4％と、高率を占めていました。

　この調査結果から、受療行動とは診察室での診察だけではなく、診察室内外のさまざまなスタッフとのコミュニケーションが必要不可欠であることを読み取ることができます。

4 新しいチーム医療へ

　医療は、従来の治療者中心の医療から、患者中心の医療の実現に向けて全人的医療を理想として展開しています。さらに「2　患者のナラティブを聴く」でも触れたように、患者の主観的体験を治療方針の策定に取り入れる意義が論じられています。患者や患者家族は受身で「治療される」存在ではなく、患者自らの健康回復に関与する一員であるとの考えから患者参加のチーム医療が提唱されており、健康問題回復のチーム、あるいは新しいコンコーダンスモデルと呼ばれています。

　専門家は、患者を指導する立場から健康回復への道のりのパートナーへと立ち位置がシフトし、患者は自らの健康回復に積極的に「より良い患者」としての役割を果たすことが期待されています。

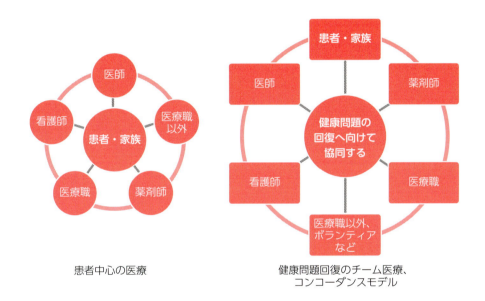

患者中心の医療　　　　健康問題回復のチーム医療、コンコーダンスモデル

さまざまな医療職

＜国家資格＞

医師　歯科医師　看護師　助産師　保健師　薬剤師　理学療法士　作業療法士　栄養士　管理栄養士　歯科衛生士　歯科技工士　臨床検査技師　診療放射線技師　視能訓練士　救命救急士　柔道整復師　あんまマッサージ師　指圧師　鍼師　灸師　技師装具士　言語聴覚士　視能訓練士　公認心理師

＜福祉関係国家資格＞

ケアマネージャー（介護支援専門員）　介護福祉士　精神保健福祉士　社会福祉士　看護アテンダントサービス士　児童福祉士　社会福祉主事

＜協会認定資格＞

臨床心理士　音楽療法士　救急法救急員　細胞検査士　他

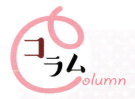
医師―患者関係の４タイプ

　医師は患者にどのように対応しているかを、内科医にアンケート調査した結果、専門家としての情報支援的な関係が最も多く、次いでパートナー的な関係となり、この２つのタイプが66～91％を占めており、パターナリスティックな関係を志向する医師は、全体ではそれほど多くはないことが示されています。

	具体的な内容
パターナリスティックな関係	医師が患者にとって最良だと考える治療法を患者に強く勧めて同意を得る
専門家としての情報支援的な関係	医師は患者の意思決定に必要な情報をすべて説明し、専門家としての自分の意見、考えを示唆し、患者の合理的な選択を支援する
パートナー的な関係	医師は患者の意思決定に必要な情報をすべて説明し、患者の価値観などに合った治療法を選ぶ手助けをする
選択は患者に任せる関係	医師は患者の意思決定に必要な情報をすべて説明し、後の決断はすべて患者に任せる

10 ソーシャルスキルトレーニング

1 ソーシャルスキルトレーニング（Social Skill Training：SST）とは

　社会的な存在である人間にとって、人との関わりは避けては通れないもので、生まれてから大人になるまでの間にさまざまな経験を繰り返し、基本的な対応方法や適度な距離感を身につけていきます。

　ソーシャルスキルとは、円滑な人間関係を結ぶための知識とそれに裏づけられた具体的なスキルのことで、人の話の聴き方や話し方などのコミュニケーションスキルもソーシャルスキルに含まれます。

　世の中には初対面の人とも抵抗感なく話せる人がいる一方で、人と関わることに苦手意識を持つ人もいます。また、医療者への自分の意志の伝え方など日常生活では経験しにくい特別な場面での対応に困惑している人もいます。

　そのような場合に有用なのが構造化されたステップを踏まえて基本的なソーシャルスキルを身につける訓練、ソーシャルスキルトレーニングです。

2 ソーシャルスキルトレーニングの手順

　ソーシャルスキルトレーニングには色々な方法がありますが、基本となる考え方は目標となるモデルを観察して学習するモデリング学習です。基本的な流れを表12にまとめました。

表12　ソーシャルスキルトレーニングの基本的な流れ

ステップ		
0	準備状況の確認	問題と感じていることやそれに対しての考えなどを話してもらい、スキル獲得のための準備状況を確認する。その上で、主体的にスキルトレーニングを開始する決断を待つ
1	インストラクション	なぜ、社会的スキルを身に着けることが必要なのか、それによりどのような効果があるかなどを説明する
2	モデリング	適切なソーシャルスキルのモデルを示し、観察による学習を促す
3	行動リハーサル	ロールプレイなどで実行してみる
4	フィードバック	ロールプレイで実行されたソーシャルスキルについてフィードバックを行う。フィードバックはP-N-P*を意識して、やる気を強化するように配慮する
5	定着化（般化）	学習したスキルを日常生活で実行し、その結果を共有し、問題があれば解決策を共に考え、定着させていく

＊P(Positive)-N(Negative)-P(Positive)はフィードバックの際のルールで、最初に良い部分、次に改善した方が良い部分、そして最後に良い部分を伝えること。

　対人関係に苦手意識を持っている人も、ソーシャルスキルを身につけることで安心して人と関わることができ、結果として相手を理解し、自分のことも理解してもらえる良好な人間関係を結ぶことができます。

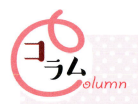

ピアサポート (Peer Support：PS)

　ピアサポートとは、学生同士、患者同士など同じような立場(Peer)にある仲間同士の対人的な支援・援助活動のことです。同じような課題を抱えている者同士が対等な関係で支えあう、相互援助的な意味を持ちます。

　ピアサポートは、非専門家による支援という意味で一種のセルフヘルプ（自助）活動ともいえます。基本的な考え方は「人は誰でも自分の問題を自分で解決する力を持っている」というもので、自分の体験や考えを聴いてもらい、仲間の体験や考えを聴くことによって、自分自身の考えや問題の捉え方が変わり、各自の成長・回復へとつながっていくイメージです。

　ピアサポートにはカウンセリング的な面もあるので、サポーターのバックアップや運営の役割を担う人の存在は重要です。

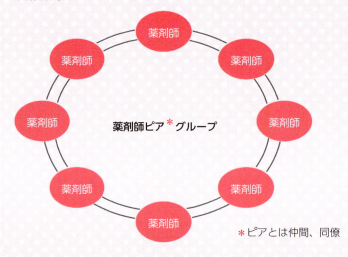

薬剤師同士のピアサポート

＊ピアとは仲間、同僚

応用してみよう

　3〜4人でグループを作り、ソーシャルスキルトレーニングのグループワークに挑戦してみましょう！　時間が許す限り、相談者、支援者どちらの役割も体験してみましょう。

①具体的に問題となる場面を挙げ、それに対してどう感じ、どうなりたいと思っているかを表明してもらう（例：がん患者に対して気をつかってしまい、必要な情報収集ができない）
②ソーシャルスキルトレーニングを受ける意義について説明する
③DVDなどでモデルとなる対応について観察学習する
④ロールプレイでがん患者への服薬指導場面を設定し、実際に練習をしてみる
⑤ロールプレイに対して、ファシリテーターやグループメンバーからフィードバックを受ける
⑥実際の場面で実行してみた結果を共有し、グループで振り返る

参考文献

1) 高木修，竹村和久「思いやりはどこから来るの？」誠信書房，p20-24，2014
2) 齊藤勇「図説　社会心理学入門」誠信書房，2013
3) 福原真知子，アレン・E・アイビー，メアリB・アイビー「マイクロカウンセリングの理論と実践」風間書房，2007
4) 氏原寛他「心理臨床大辞典[改訂版]」培風館，2005
5) 大野裕「こころが晴れるノート」創元社，2003
6) 野田俊作「劣等感と人間関係」創元社，2017
7) 岸見一郎「子育てのためのアドラー心理学入門」アルテ，2014
8) 諸富祥彦「カウンセリングとは何か」誠信書房，2011
9) 山蔦圭輔「ベーシック健康心理学」ナカニシヤ出版，p130-134，2015
10) 日本ファーマシューティカルコミュニケーション学会「ファーマシューティカルケアのための医療コミュニケーション」南山堂，2014
11) 三谷惠一，菅俊夫「医療と看護の心理学」ナカニシヤ出版，p149-163，1979
12) 渋谷菜穂子他「看護師を対象としたRathus Assertiveness Schedule 日本語版の作成」日本看護研究学会雑誌，30，p79-88，2007
13) L. Del Greco「The Del Greco Assertive Behavior Inventory」Journal of Behavioral Assessment，5，p49-63，1983
14) 相川充「新版人づきあいの技術—ソーシャルスキルの心理学」サイエンス社，p46-49，2009
15) 平木典子「改訂版アサーション・トレーニング1さわやかな〈自己表現〉のために」金子書房，2009
16) 中釜洋子，野末武義，布柴靖枝，無藤清子「家族心理学」有斐閣，2008
17) 信田さよ子「依存症臨床論」青土社，2014
18) 島井哲志「健康心理学」培風館，p71-77，1997
19) 岡堂哲雄編，患者の心理，「病者役割行動」，現代のエスプリ，No.179，至文堂，p31-48，1982
20) アーサー・クラインマン「病いの語り」誠信書房，1996
21) 日野原重明　健康とは　岩崎　栄，高柳和江「人間医療学」南山堂，1997
22) 土屋明美「薬学生のための人間の心理と行動理解First Step」東京薬科大学出版会，2016
23) 前田泉，徳田茂二「患者満足度」日本評論社，2003
24) 伊藤まゆみ「看護に活かすカウンセリングⅡ」ナカニシヤ出版，p69-75，2016
25) 島井哲志「健康心理学」培風館，p104-105，1997
26) 日本学生相談学会「学生相談ハンドブック」学苑社，p196-200，2010

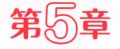

第5章
健康行動の諸理論と活用

「あの人がそのような行動をとったのは、その人なりの考えがあってのことだと思う」

ドラマから聞こえてきそうなセリフですが、実は、人の行動に思考が大きな影響を及ぼしていることを暗に示しています。

薬を指示通り飲めない患者や食事制限を守れない患者に対して、医療者は問題行動そのものにアプローチをしがちです。しかし、問題行動をとってしまう背景には、その人固有の考えがあるのです。

特に生活習慣病のように自己コントロールが鍵となる疾患では、患者自身が病気や治療についての正しい理解とともに行動を変えようとする意志を持つことが重要です。そのために医療者には、患者の気持ちを理解した上で行動変容を促すようなアプローチが求められます。

そこで本章では、薬剤師として知っておいていただきたい健康行動の諸理論とその活用について解説していきます。

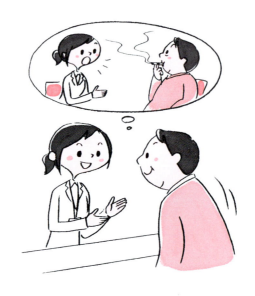

禁煙に成功して欲しい！
想いが伝わるように、頑張れピーコさん！

1 認知行動療法 (Cognitive Behavioral Therapy：CBT)

関連するSBOs

▶薬学教育モデル・コアカリキュラム　A　基本事項
(3)信頼関係の構築
①コミュニケーション　▶8. 適切な手段により自分の考えや感情を相手に伝えることができる。(技能・態度)
▶薬学準備教育ガイドライン　(2)人の行動と心理
①人の行動とその成り立ち　▶6. 健康行動の理論(健康信念モデル、変化のステージモデルなど)について概説できる。
▶薬学アドバンスト教育ガイドライン　A　基本事項
②コミュニケーション　▶1. 心理療法の基礎理論(精神分析、認知行動療法、来談者中心療法など)とその活用法について概説できる。〔関連コアカリ：(3)①〕

キーワード　認知行動療法　行動変容　認知療法　行動療法　論理療法

1 認知行動療法 (Cognitive behavioral therapy：CBT) とは

　認知行動療法とは、ある出来事が直接問題行動を引き起こしているのではなく、その人が出来事をどのように捉えるか(認知)によって表に出る行動が影響を受けていると考え、その人の認知的なプロセスにアプローチすることによって健康な方向への行動変容を促すことを目指す統合型の心理療法です(図27)。従来の行動療法と異なり、行動と認知の両面を効果の指標としています。

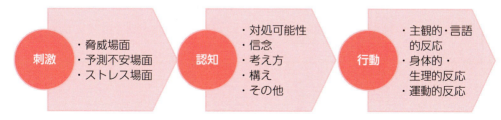

図27　認知と行動の関係
(参考：島井哲志「健康心理学」培風館, p62, 図5-2, 1997)

2 認知行動療法の代表的なアプローチ

2-1 認知療法 (Cognitive therapy)

　ベック(A. Beck)が1960年代に提唱した認知療法は、人が置かれている状況や出来事をどのように認知するかによって、その人の感情や行動が大きな影響を受けるという考え方です。

　ベックは、その人が持っている「ゼロか100か」や「金持ちが偉い」などという極端な思考のことを"認知の歪み"と呼びました。また、"認知の歪み"が生まれる背景には、「何事も100%でなければ評価されない」、「世の中はすべてお金で動いている」などの思い込みのようなもの (スキーマ) があり、"認知の歪み"があると日常生活を送る中で否定的な感情が先行しがちになると述べています。また、人間は成長するにつれてその人特有の固定的な"スキーマ"が形成され、それに基づいて歪んだ思考方法や考えが自然に浮かぶ (自動思考) ようになることも指摘しています。

　そのような歪んだ認知を修正することで症状を改善する心理療法が認知療法です。

2-2 論理療法 (Rational therapy)

　エリス(A. Ellis)が1955年に提唱した論理療法は、出来事や刺激をどのように受け取ったかという認知を媒介として心理的問題や生理的反応が生じるとして、論理的な思考が心理に影響を及ぼすことを重視している心理療法です。

　基本的な考え方はABC理論といわれ、A：Activating event (出来事) があって、C：Consequence (結果) があるのではなく、間にB：Belief (信念、固定観念) による解釈があって、結果 (C) として感情や行動の反応が生じるという考え方です。

　その人が持っている非論理的な信念をイラショナル・ビリーフと呼び、それが非合理的な考えであることを本人が理解して自ら修正できるようなアプローチ (論駁：D) を行い、健康な人生観 (E) を得ていくことを目指します。最後の２つも加えてABCDE理論ともいわれています。

　例えば、「友人に挨拶したのに返事がなかった」(A) から「相手に無視されたと思って、相手を無視することにした」(C) と、出来事や状況のせいで結果が生じると思いがちです。しかし、この理論によると、「自分が挨拶したら、いつでも相手は挨拶を返すべき」といった不合理な考え方 (B) が間にあり、出来事と結果を結びつけています。そこで不合理な考え方を論駁 (D) し、「相手には相手の都合があるから、急いでいただけかもしれない」などのように合理的な考え方に修正することによって、結果も「また会ったら、挨拶をしてみよう」というように健康的な人生感 (E) につながっていきます。

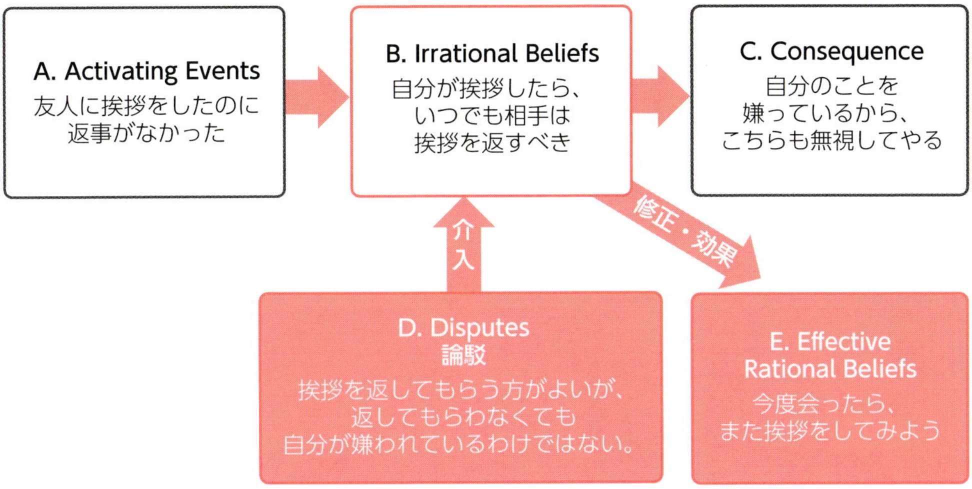

図28 論理療法の例

3 認知行動療法の進め方

認知行動療法は、問題を抱えた人が自分で問題に対処して行動をコントロールできるようになることを目的とし、次のようなステップを踏んで進めていきます。

①問題を整理し、背景を明確化する

問題を抱えている人から、どのような状況で、どのように感じ、どのようにふるまったかなどを聴き、問題を整理し、背景を明確にしていきます。例えば、禁煙行動ができない人の背景には「タバコをやめても何も変わらない」という認知があった、というようなことです。

本人に行動記録（セルフモニタリング）をつけてもらうことも、自分自身を客観的に理解するために有用です。

②対処の方法を考える

問題の背景が特定できたところで、現実的に可能な対処の方法を具体的に考えていきます。例えば、「タバコをやめても何も変わらない」と思い込んでいる人に対して、いきなりタバコの害について情報提供をしても受け入れられないので、まずはなぜそう思ったのかについて丁寧に聴いていくことから始める、などです。

③遂行可能性の評価

認知を修正するために実行可能な方法について、結果もイメージしながらいくつか検討していきます。どのような方法が、どの程度確実にできるかを見積もり、この方法なら何とかなるという見通しを本人が持てるもの（セルフエフィカシー）を選びます。

113

④第1歩を踏み出す

　実行可能な小目標をたて、まず実施してみます。一気に解決しようとせず、実施してみてうまくいかない場合は障害になっている原因を検討し、あらためて実行可能な目標を立てます。

⑤セルフコントロール

　最終的には、問題解決のために自分自身をコントロール（セルフコントロール）できるようになることを目指します。

　これまで説明をしてきたように、その人特有の物事の捉え方が行動に大きな影響を及ぼしているので、問題行動を変容するには考え方そのものにアプローチをしていく必要がある、という認知行動療法は、特に生活習慣病などセルフコントロールが必要な疾患に有用性が高い方法といえます。成果が行動変容という目に見える形で現れるため、医療者と患者の双方が問題や目標を共有しやすく、協働してアプローチを行っていける利点があります。

　一方で、同じ状況に置かれていても、どのような認知を持ち、どのような行動につながっているかは、各個人によって異なるので、まずは患者の話をしっかりと傾聴し、その患者にとってどのような方法が適切かを相談し合えるような信頼関係を構築していくことが大切です。

② 健康信念モデル

関連するSBOs

▶薬学準備教育ガイドライン　（2）人の行動と心理
①人の行動とその成り立ち　▶6. 健康行動の理論（健康信念モデル、変化のステージモデルなど）について概説できる。

 健康信念モデル　危機感　脆弱性　利益と負担の損益決算
自己効力感

　健康信念モデル（The Health Belief Model）は、1950年代、結核、子宮がん、リウマチ熱、ポリオ、インフルエンザなどの予防的保健行動に関して、人々が自覚症状のない段

階で、早期発見のための検診や予防のための行動をとることがなぜできないのかを理解するために、ローゼンストック（I.M. Rosenstock）らによって考案されました。その後、ベッカー（M.H. Becker）らによって発展し、病気予防だけでなく、受療行動などを含めた保健行動として理論修正されてきています。

　健康信念モデルでは、人が健康によいとされる行動をとるようになるには、以下のことが必要であると考えます（図29）。

1　健康面でこのままではまずいという「危機感」の認識

　この「危機感」を認識するためには、このままでは自分は病気や合併症になりやすいという「脆弱性・感受性」と、病気や合併症になると、その結果が重大であるという「重大性」の２つを認識することが必要です。

2　健康問題に関する「利益」＞「負担」の認識

　健康問題へのある程度の「危機感」がある上で、その行動をとることにより健康問題に関する「利益」があると認識することと、認識した「利益」と本人にとっての「負担」をはかりにかけて（利益と負担の損益決算）、「利益」が「負担」よりも大きいと認識することが行動可能性を高めます。

影響要因

- ・行動を促す要因への暴露：病気の症状を感じることや、周りからの勧め、マスメディアからの情報、家族や友人が実際に病気になる等（行動のきっかけ：cue to action）
- ・デモグラフィック特性、社会心理的要因等
- ・行動をうまく行う自分の能力の確信（自己効力感：self-efficacy）（第１章を参照）

　健康信念モデル（図29）では、この名称The Health Belief Modelからも分かるように、健康問題に関する固有のBeliefに焦点を当てています。客観的データではなく本人がどのように認識するかが人の健康行動を左右する点に注目したモデルになっています。

　このモデルの限界として、ローゼンストック（1974）は、保健行動に大きな影響力を持っているさまざまな習慣があり、これを捉えきれない弱点を指摘しています。弱点はあっても、医療従事者にとって、この健康信念モデルを用いることは、人が推奨される行動をとるようになるためにどのような点からアプローチすべきか考える上で有用といわれています。

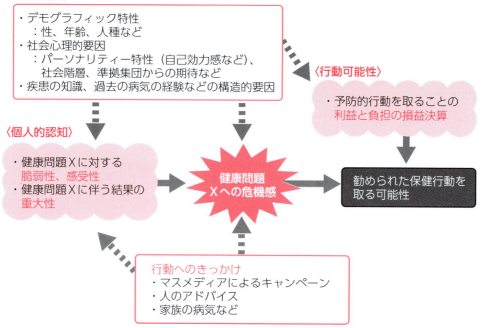

図29 健康信念モデル（The Health Belief Model）

　例えば乳がんの場合、「男性だから乳がんになるはずがないと思った」、「子宮がない人は乳がんにならないと思った」という方もいます。疾患の正しい知識があればこのような誤解は生まれないと思うので、まさに自分の思い込みにより脆弱性を軽視した例といえます。

　また、乳がんにかかった母親に勧められて乳がん検診を受けて早期発見できた人は、「行動のきっかけ」を得て「脆弱性」が認知されたため、乳がん検診を受けることができた例といえます。

　しこりを見つけて乳がんかもしれないと思っても、目の前の家族の介護や仕事、家事育児に追われてなかなか受診できなかったという人も多くみられます。乳がんかもしれない「脆弱性」の認知ができていたのに、早期発見できること（利益）より、受診する時間を確保する（負担）が大きかったためと捉えられます。

　この健康信念モデルを薬剤師はどのように使うことができるでしょうか。

　服薬行動も健康行動の1つです。例えば、乳がんの術後に経口薬物療法としてホルモン剤を服用する患者の中には、再発の「重大性」や「脆弱性」の認知はしており「危機感」もあるけれど、再発リスクを減らす服薬の「利益」よりも、副作用の更年期様症状の辛さ、それに伴う家事や仕事への影響という「負担」が大きく服薬継続を困難と感じる方がいます。

　医療者が継続可能と客観的データから判断しても、本人の認識では継続困難な場合があるのです。そもそもホルモン剤の副作用は化学療法より軽微だという印象によって、医療者側が副作用フォローを軽んじている場合もあります。

このような患者の場合、薬局薬剤師が窓口で副作用発現状況、副作用に対する不安を聞き、副作用がどのように生活の中の困難さとつながっているのかを把握することで、その「負担」を軽減する策を講じることができます。患者が特に辛いと感じている特定の副作用があれば、その副作用の発現率が低い薬剤への処方変更を医師に相談したり、生活面での対処法を伝えたりすることで、「利益」と「損失」のバランスを変えることが必要です。

③ 変化(行動変容)のステージモデル

関連するSBOs

▶薬学準備教育ガイドライン　(2)人の行動と心理
①人の行動とその成り立ち　▶6. 健康行動の理論 (健康信念モデル、変化のステージモデルなど)について概説できる。

キーワード　変化のステージモデル　変化のプロセス
トランスセオリティカルモデル

1 行動変容の準備状況に応じたアプローチ

日々の生活の中で身についてしまった過食、喫煙、過度の飲酒、寝不足、運動不足などの不健康行動。これらを見直して健康的で望ましいものへと変えていくには行動変容が必要となりますが、どれ1つとっても容易なことではありません。医療機関への受診や服薬など、新たな健康行動の実施・継続も、行動変容同様に多大なストレスがかかります。

本項でご紹介する**変化のステージモデル**(プロチャスカ (J.O. Prochaska)ら、1982)は、行動変容をイベントとして捉えるのではなく、順次性のある一連のプロセスと捉え、適時適切なアプローチを行うことができる実践的なモデルとして、現在では喫煙をはじめ幅広い健康行動の実践に活用されています。

変化のステージモデルでは、行動変容に対する心の準備状況に応じて**前熟考期 (無関心期)→熟考期 (関心期)→準備期→実行期→維持期**と5つの**行動変容ステージ**が示され、次のステージへの行動変容を促す**変化のプロセス** (表13)とともに、「意思決定バランス (シーソーモデル)」や「自己効力感」なども援用した多理論統合モデル:**トランスセオリティカルモデル**として構築されました。

行動変容の実行から維持に至るまで、必ずしも順番通りにステージを進み続けるわけではなく、前熟考期・熟考期にとどまり続ける人や、いったん実行期に入ったにもかかわらず逸脱や再発が起こり、再び熟考期に逆戻りしてしまう人もいます。

服薬を例にすると、「医師が薬を飲むように勧めるのであれば、とりあえず飲んでみよう」と、さしたる抵抗もなく最初から実行期にいる患者もいます。このような患者ほど、服薬後に副作用らしき体調変化が現れたり、ライフスタイルと服薬のタイミングが合わずに飲み忘れることが続いたりすると、すぐさま熟考期に移行してしまう可能性が高いといえます。

それぞれのステージには学ぶべき課題があり、そこを飛ばしては後戻りのない行動変容は実現しないと考えられます。前熟考期まで戻ってしまったのであれば、服薬することの意義への再認識が必要となるでしょうし、熟考期であれば、「これならば飲めそう」と思えるような用法の変更等を検討することが必要となることでしょう。

表13 行動変容のステージと変化のプロセス

ステージ	準備状況	変化のプロセス（働きかけ）
前熟考期 （無関心期） ↓	行動変容への 関心なし	・問題への気づきを支援し、関心を高める ・健康行動の必要性と有効性の情報を提供する ・患者の考えや感情を理解する（解釈モデルを聞く） ・一方的な指導や説得は避ける
熟考期 （関心期） ↓	行動変容に関心があり、6ヶ月以内に行動を起こそうと考えている	・関心を持ち出したことを評価する ・メリットとデメリットを明確にし、バランスを変える（シーソーモデルの活用） ・自己効力感を高める
準備期 ↓	関心があり、1ヶ月以内の実施を考えている	・段階的に目標を設定する（スモールステップで） ・行動実施の宣言をしてもらう ・支援体制を伝える
実行期 ↓	実施しているが、まだ6ヶ月以内	・できていることに焦点を当てて行動を強化する ・再発予防訓練を行う ・刺激統制（刺激となるものを遠ざける） ・行動置換（誘惑が生じたら別の行動をとる） ・認知再構成法
維持期	実施が6ヶ月以上続いている	・持続できている秘訣を語ってもらう ・ライフイベントへの対応/ストレス・ソーシャルサポート

2 5つの行動変容のステージと変化のプロセス

変化のプロセスを活用するためには、相手が行動変容のどのステージにいるかを確認する必要があります。

薬剤師として1日1回20分のウォーキングを勧めたい患者と面談する場面を例に考えてみましょう。最初に、「これ以上血圧を下げる薬の量を増やしたくないというお話でしたので、ウォーキングをお勧めしたいと思うのですが、関心はありますか？」、「関心があるということですが、1ヶ月以内に始めたいと思われますか？」、「ウォーキングをどう思われますか？」といった、表13の準備状況やウォーキングへの解釈モデルを聞く質問をすることでステージを絞り込んでいきます。そして、ステージが分かったら、いよいよ変化のプロセスを用いて行動変容へのアプローチを行います。5つのステージの特徴と、次の

ステージへ誘う変化のプロセスをみていきましょう。

・前熟考期

　問題の解決方法が分からないのではなく、「ウォーキングに時間を費やす意味が分からない」など、問題そのものが分からないのが前熟考期の特徴です。一方的な指導や説得は意味がありません。本人の不健康行動や行動変容に対する解釈モデルを聞き取ることから始めます。単に行動変容への自覚がない場合には、本人の問題への気づきを支援し、関心を高めることを目標に情報提供を行います。

　また、前熟考期には、一度行動変容に取り組んで失敗した人や問題そのものを否認している人もいます。こうした場合には、本人が気にしている不健康状態や趣味、生きがいがあれば、それと関連づけて説明を行うことで聞く耳を持ってくれる可能性が高まります。「血圧の薬を増やしたくない」という要望があるのであれば、ウォーキングが血圧を下げる効果があることを示すデータなどを提示して興味を喚起します。このように、前熟考期では行動変容のプラス面に焦点を当てたアプローチが中心になります。

　生きる意欲がなく、何の手立ても見つからないような場合でも、孫の誕生や家族の介護、新しい趣味などを機に健康意識が高まることもあります。そうしたタイミングを生かしたアプローチも有効です。根気よく関わり続けることが大切です。

・熟考期

　ようやく行動変容に関心を持ち出した時期です。変わりたいという思いと失敗することへの恐怖、加えて慣れ親しんだ生活を犠牲にすることへの不安が次のステージへの移行を阻みます。熟考期では、失敗への恐怖や不安などのマイナス面をいかに減じるかが鍵を握ります。1日20分のウォーキングの時間をつくることでどんな支障が生じるのか、続けられそうにないと不安がある場合には、自分が成し遂げた体験を思い出してもらうなどして、「できそう」という自己効力感を高めてもらうことがポイントとなります。熟考期のアプローチをして、自己効力感 (p.28)を参考にしてください。

・準備期

　自発的な行動変容を成功裏に導くためには適切な準備期を過ごすことが不可欠です。行動変容の開始日を設定し、ハードルは低くして達成感を積み重ねられるように、スモールステップで目標設定をし、周りの人に「開始宣言」をするなど入念な準備を行います。この準備の中には、逸脱への予防策を講じることも含まれています。準備なく開始した行動は長続きしないとされています。

・実行期

　いよいよ行動変容が開始されました。この時期で重要なのは、外部と自分自身の環境を

整えることです。逸脱を誘発する刺激を遠ざける刺激統制法については、第1章 (p.18) を参考にしてください。

　また、習慣化した行動パターンから解き放たれるためには、習慣化した思考パターンからも解き放たれる必要があります。不健康な行動を健康的な行動に置き換えるように、否定的なものの見方を肯定的で柔軟なものの見方へと置き換える必要があります。ストレスへの対処行為としてとられていた不健康行動も、ストレスを溜め込まないものの見方を習得することで、ストレスを自覚する頻度も減ることから、安定した環境を得ることにもつながります。第5章の「1　認知行動療法」(p.111)、第6章「5　高齢者とのコミュニケーション」(p.143) の事例を参考にしてください。

・**維持期**

　維持期では、自己効力感も高まり、新たな健康行動も定着しつつあります。その分、サポート体制が解除されることもあります。維持期にあっても、予期しない転勤や伴侶を失うなどのライフイベントの発生により、整えた環境が崩れ、元の不健康行動に戻る引き金となることもあります。そうした状況だからこそサポートが必要となることを覚えておきましょう。

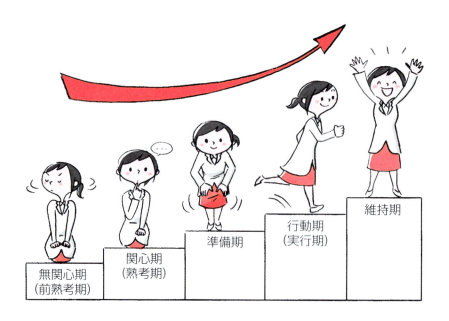

コラム 6 column

行動変容ステージモデルの誕生

プロチャスカらは、最初の研究「主たる心理療法の比較分析」において、さまざまな心理療法が問題として焦点を当てる視点が異なっていても、どのようにして行動変容が生じるかについては意見の一致が見られることに気づいたそうです。こうして心理療法の諸理論は、変化のプロセスとしていくつかの原理原則にまとめられました。

次に彼らが試みたのは、自発的に禁煙に成功した200人を対象とした「禁煙に用いた対処法の使用時期と使用頻度」に関するインタビューの実施でした。インタビュー対象者の多くは1つの対処法を使い続けたわけではなく、特定の時期に特定の対処法を用い、新しいアプローチが必要な時期になるとまた別の対処法を用いていたことが分かりました。そして、それらはインタビュー協力者が意識していないにもかかわらず、先にまとめた変化のプロセスの原理原則と近似していたそうです。

こうした背景が分かると、すでに本書で取り上げられてきた理論や技法が「変化のプロセス」として多く取り上げられている理由に納得がいきますね。

応用してみよう

3〜4人でグループを作り、行動変容のグループワークに挑戦してみましょう！時間が許す限り、相談者、支援者どちらの役割もとってみましょう。

[1] あなたが行動変容したいことはどんなことでしょう？すでに始めていることでも構いません。自分で書き出してみましょう。（例：間食が止められない、夜更かししてしまう、遅刻の常習など）

[2] 課題に対して、現在の自分の行動変容ステージはどこかを表13を使って確認します。

[3] メンバーに自分の課題と、その問題に対する行動変容ステージを紹介します。

[4] 最初の相談者と主支援者を決めて面談を進めていきます。主支援者は、指導ではなく本人の自己決定を促す形で進めていきます。他のメンバーに意見を求めることもできます。

課題について、変化のプロセス（表13）を用いて、現在のステージを一歩前に進めるために、どのようなアプローチが適切かを検討してみましょう。

※うまくいかない場合には、本人の自己申告したステージが間違っている場合があります。支援者から質問して再確認してください。

[5] 課題へのアプローチを検討し終わったら、次のステージに進めそうかどうか、ざっくばらんに話し合います。

第1章 人の行動とその成り立ち

第2章 ストレスと適応

第3章 人間理解

第4章 人間関係

第5章 諸健康行動の理論と活用

第6章 ケーススタディ

4 エンパワメント

関連するSBOs

▶薬学準備教育ガイドライン　(2)人の行動と心理
②動機づけ　▶1. 生理的動機、内発的動機、および社会的動機について概説できる。
⑥人間関係　▶4. 人間関係と健康心理との関係について概説できる。

キーワード　自己効力感　動機づけ　解釈モデル　コンコーダンス
エンパワメント・アプローチ

　エンパワメント（Empowerment）という言葉は、もともとは法律用語として使われていました。その後、アメリカの公民権運動や女性運動などの場面で使われるようになり、近年ではビジネス、保健福祉、医療、教育などの分野でも広く使われるようになりました。ビジネス分野では「権限の委譲と責任の拡大による創造的意思決定」、保健福祉分野では「個人や組織がその環境を制御しながら自ら設定した目標を達成し、自分と他人が生活の質を最大限に向上できるようになること」、医療分野では「健康に影響を及ぼす行動や意思決定を、人々がよりよくコントロールできるようになるプロセス」、教育分野では「内発的動機づけ、成功経験、有能感、長所伸長、自尊感情」といった定義がなされています。エンパワメントは、誰かから与えられるものなのか、自分の中から引き出されるものなのか、相手と自分との相互作用のプロセスなのかという意味合いは、用いられる分野によって異なってきます。

　医療におけるエンパワメントは、医療者が支援者の立場をとり、患者やそれを支える家族の自己決定を促したり、動機づけしたり、自己効力感を高めたりする働きかけです。しかし、エンパワメントは決して新しい概念ではありません。当事者（患者）の考えと医療者の考え（治療方針を含む）が一致するように、両者の考えを尊重しあうというコンコーダンスの概念、患者を動機づけて、教育し、治療への協力関係を構築することを目的とする医療面接の考え、「cure（探求）からcare（治療）へ、そしてshare（共有）へ」といった医療提供の概念など、すでに提唱されている考え方や概念と本質的には同じです。

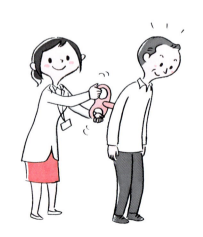

1 エンパワメントの原則

エンパワメントを高めるには、安梅勅江が述べるような原則に注意しなければなりません（表14）。「この病気を克服しよう」、「しっかり薬を飲んで、症状をコントロールしよう」という患者のモチベーションが高まり、そのための解決策を自分は実行できるという自己効力感を抱き、自らの足で前に進もうと思える、そのような力がエンパワメントであり、患者と医療者がともにその力を育もうとする姿勢が必要になってきます。

たとえ患者の治療に熱心な医療者であっても、医療者が患者の問題を決めつけ、教科書的な解決策（それが科学的に最善策であっても）を押しつけるようなことがあっては、エンパワメントは生まれません。

表14　エンパワメントの原則

①目標を当事者が選択する。
②主導権と決定権を当事者が持つ。
③問題点と解決策を当事者が考える。
④新たな学びと、より力をつける機会として当事者が失敗や成功を分析する。
⑤行動変容のために内的な強化因子を当事者と専門職の両者で発見し、それを増強する。
⑥問題解決の過程に当事者の参加を促し、個人の責任を高める。
⑦問題解決の過程を支えるネットワークと資源を充実させる。
⑧当事者のウェルビーイングに対する意欲を高める。

2 エンパワメント・アプローチ

では、医療者は患者・家族に対して具体的にどのように支援することでエンパワメントを高めることができるのでしょうか。アンダーソン（R.M. Anderson）とファンネル（M.M. Funnell）は、患者の行動変化の過程は 5つのステップに分けることができ、この患者自身による行動変化の取り組みを支援するための方法として、エンパワメント・アプローチが有効であるとしています（図30）。

①問題を特定する	しっかり傾聴し、患者の問題を明らかにします。患者がうまく言語化できない、または気づいていない問題点を適切な質問によって見つけ出します。 **例）「健康行動を取る上で何が一番の障害だと思いますか？」**
②感情を明らかにする	患者の解釈モデルを尋ねます。感情は行動の促進要因にも阻害要因にもなるので、感情的問題点の整理を支援します。 **例）「控えた方がいいと分かっていながら、喫煙してしまうことでどんな気持ちになりますか？」、「禁煙に対してどのように向き合っていますか？」**
③目標を設定する	患者が「○○のような状態になりたいと思う」と、自らの行動変化と目標を決められるように対話します。できるだけ具体的な目標を決めた方が実行性は高まります。 **例）「どんな状態を目指したいですか？」、「それを実行することでどんな良いことがありそうですか？」**
④計画を立てる	目標に到達するための具体的な行動計画を立てます。医療者からのアドバイスや提案はあっても良いですが、どの手段を選択するかはあくまで患者が決めます。 **例）「効果がありそうな方法について何かアイデアはありますか？」、「目標達成のために何をしたらいいと思いますか？」**
⑤結果を評価する	成功したか、失敗したかの結果ではなく、行動のプロセスを一緒に振り返り、成功／失敗要因や次回への改善点などを見つけます。 **例）「今回の結果についてどうお思いですか？」、「何を学びましたか？」**

図30 エンパワメント・アプローチの手順

3 エンパワメントの課題

　患者をエンパワメントするには時間と根気に加え、エンパワメント・アプローチを実行できる医療者の育成と訓練が必要になります。したがって、日常診療や患者支援のためにエンパワメントを用いるのは非効率的であり、場合によっては医療者からの指導的アプローチよりも治療効果は劣るかもしれません。急性疾患や短期的な治療ゴールに対しては、指導的アプローチも必要かもしれませんが、慢性疾患や長期療養が必要な患者においては、患者自身が主体的に健康行動を起こせるエンパワメント・アプローチを用いるべきです。

　エンパワメントを高めるためには、患者にも自分の治療の責任を負うという自覚を持ってもらうこと、患者の自己決定を促すために医療者と患者との情報格差をなくし、「お任せ医療」から脱却すること、そしてエンパワメント・アプローチを下支えするコミュニケーションスキルの習得を医療者が絶えず心がけることが必要です。

コラム6 column

ホテル　リッツ・カールトンのエンパワメント

　感動的なサービスで有名なホテル、リッツ・カールトン。そこには従業員へのエンパワメントに秘密が。リッツ・カールトンでは従業員に1日2000ドル（約20万円）までの決裁権が与えられています。従業員は顧客へのサービスのために、上司への判断を仰がずに2000ドルまでは自由に使うことができるのです。そこから生み出される伝説的なサービスには数多くのエピソードが存在します。この決裁権は、会社からの従業員への信頼の証です。会社からエンパワメント（権限委譲）されることで、従業員は誇りと覚悟をもって職務に当たれるというわけです。

参考文献

1) 忠井俊明「医療心理学」星和書店，p58-68，2008
2) 岡堂哲雄「健康心理学」誠信書房，p3-98，1991
3) 松本千明「医療・保健スタッフのための健康行動理論の基礎」医歯薬出版，p37-46，2002
4) 山蔦圭輔「ベーシック健康心理学」ナカニシヤ出版，p128-130，2015
5) 伊藤まゆみ「看護に活かすカウンセリングⅡ」ナカニシヤ出版，p54-75，2016
6) Web「健康と病いの語り　乳がんの語り」（ディペックスジャパン），http://www.dipex-j.org/breast-cancer/
7) Prochaska JO，Velicer WF「The Transtheoretical Model of Health Behavior Change」Am J Health Promot，12(1)，38-48，1997
8) Prochaska JO他「チェンジング・フォー・グッド ―ステージ変容理論で上手に行動を変える」法研，2005
9) 安梅勅江「新たな保健福祉学の展開に向けて－当事者主体の学際学融合研究とエンパワメント－」日本保健福祉学会誌，19 (1)，p1-10，2013
10) 安保寛明「患者と医療者の心がともにあることの意味」精神科看護，38 (11)，p5-12，2011
11) Steven A. Cole他「メディカルインタビュー―三つの機能モデルによるアプローチ第2版」メディカル・サイエンス・インターナショナル，2003
12) ボブ・アンダーソン他「糖尿病 エンパワーメント第2版」医歯薬出版，2008
13) 大橋健「糖尿病支援とエンパワメント」日本保健医療行動科学会雑誌、28 (2)，p8-13，2014

第6章
ケーススタディ

1 ダイエットを成功させる　行動療法からのアプローチ

関連するSBOs

▶薬学準備教育ガイドライン　(2)人の行動と心理
①人の行動とその成り立ち　▶4. レスポンデント条件づけとオペラント条件づけについて説明できる。(オペラント条件づけを活用できる)

キーワード　行動療法　学習理論　行動のアセスメント　セルフモニタリング
オペラント強化　刺激統制法　変化のステージモデル

　かかりつけ薬剤師制度が始まり、薬剤師が健康に関するさまざまな相談に応じる機会も増えていると思います。ここでは、1950年代に誕生した人の習慣の修正に応用する方法と体系をもった行動療法をご紹介します。
　学習理論が基盤になっており、対象となる行動は目に見える行動のみならず、感情や思考、内的体験も含まれます。守備範囲が広いこと、そして現在困っている問題の原因究明ではなく、生活の中でどのように問題が生じているかに焦点を当て、その解決に向けてできることを探し、どのようにしたら実行可能かを共同作業で検討していきます。今のありのままの状態を認めることからスタートするので、相談者が傷つくことが少ないことも特徴の1つです。

＜場　面＞

> A子さん(36歳)独身、会社員、身長：156cm、体重：62kg、BMI：25.5 (適正体重：53.5kg)

健康診断で脂質異常症といわれ、経過観察の後、治療薬を処方された患者さんです。
　保険薬局の薬剤師ピーコは、暗い表情のA子さんに脂質異常症やその治療のイメージを確認したところ、薬はできるだけ飲みたくないが、食や運動習慣を変えることが困難な職場環境にあるとのことでした。ピーコは、A子さんの関心が食事による減量に向いていることを感じ取り、帰り際に「もし関心があったら、食事の記録をつけて次回お持ちください。何から取り組めば無理なくダイエットできるか一緒に考えていきましょう」と、食事記録

用紙をお渡ししました。それから2週間後、A子さんはなんと2週間の食事記録を持って来てくれました。ピーコは、行動療法のプロセスに沿って面談を進めていくことにします（表15）。

表15 行動療法のプロセス

①問題行動の特定
何が問題か、どのような行動が増えたり減ったりすると良いのか、具体的な行動として言葉にする
②行動アセスメント
行動が増減する刺激や環境変化を観察して、刺激と反応行動の関係を明らかにする
③技法の選択と適用
具体的な目標行動の実践とセルフモニタリングをしてもらう
④結果の確認とフィードバック
結果を確認し、強化・修正などを行い、ステップを進める

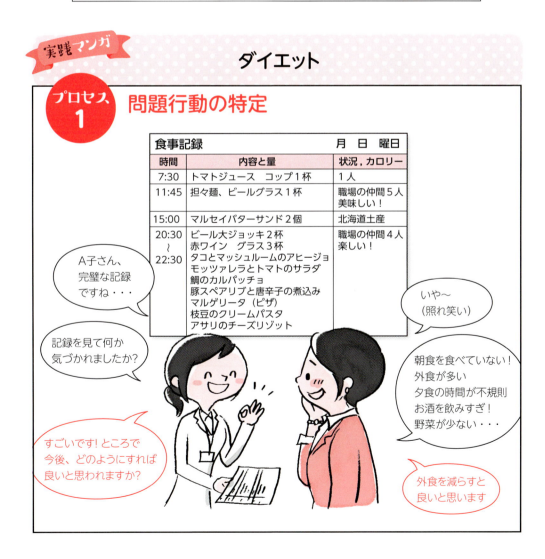

プロセス2　行動アセスメント

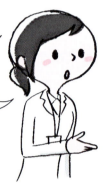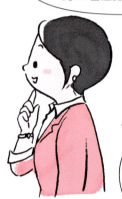

- 外食になるきっかけは何かありますか？
- 昼食はほとんど外食ですし、あとは残業やクライアントとの打ち合わせですかね・・・
- 残業とクライアントとの食事の頻度はどのくらいですか？
- 残業は週3、4回で、打ち合わせは月に1回程度です。
- 残業のあとは外食ですか？
- よっぽどでない限り、大体、同僚と飲みに行きますね。
- 同僚との外食は、いかがですか？
- 美味しいし、楽しいし、情報交換や互いに愚痴を言い合ったりして、ストレス発散にもなります。

プロセス3　技法の選択と実践

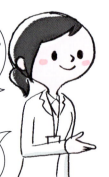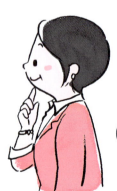

- 残業する日を週3日までにするという目標ですが、できそうですか？
- なんとかなると思います。
- 会社にいると、帰りに誘われませんか？
- そうですね。1日はクライアントに出かけたり、図書館に行ったりして、直帰するようにします。
- それはいい方法ですね。ところで、お料理はお好きですか？
- 得意ではないですが、それなりです。
- 脂質異常症にも良い簡単レシピをお渡ししますね！

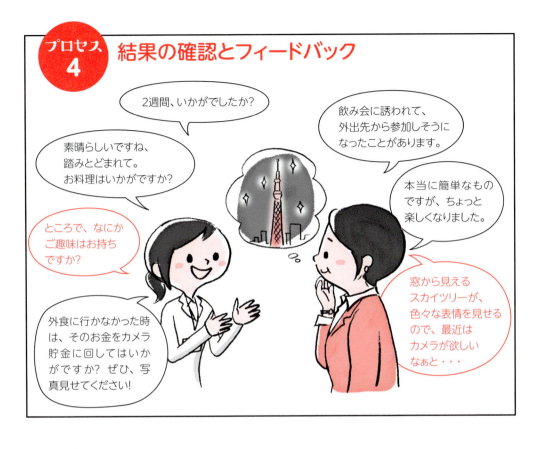

<解　説>

①問題行動の特定

　A子さんは食事記録を2週間つけただけで、随分と色々なことに気づいたようです。このように問題となる行動を自分で観察し、記録することを**セルフモニタリング**(p.113)と呼び、現状の把握や行動療法の評価にも用いられます。食事記録の他にも体重や目標が達成できたかどうかなども記録の対象として有益です。

　さて、ピーコはA子さんを随所でほめています。この行動は**オペラント強化**(p.17)にあたり、ほめることが社会的強化子として、行動変容を後押しするのに役立っているのです。

　A子さんは食事記録から、現状の食習慣に対する問題点をしっかり認識できたようです。しかし、これらの食習慣を一度に変えるのは困難ですし、どの行動も関連があるようにも見えます。そこで、「どのような行動が増えれば、あるいは減ればいいでしょうか？」と、本人に答えを求めることにしました。

②行動アセスメント

　問題とすべき行動が明確になったら、丹念に「その行動が起こるきっかけ」や「どんな頻度で起こるか」、「その結果、どのように感じるか」、「周りで何が起こるか」などを聞いていきます。このように、相談者の今の問題行動の起こり方を刺激（きっかけ）と反応（行動）のパラダイムで捉えてその関係を明らかにすることを**行動のアセスメント**と呼びます。こ

129

のような質問を繰り返すことで、相談者にも「外食を減らすには、残業を減らすことが一番効果的だ」という気づきをもたらすことができます。また、同僚との外食はA子さんのストレス発散や情報交換の貴重な機会になっていることも重要なポイントのようです。慎重に進める必要があります。

③技法の選択と適用

「残業する日を週3日までにする」という具体的な目標が決まりました。目標を決めて相談者に委ねるのでなく、ここでもう一工夫。「会社にいれば声がかかりませんか？」という問いにA子さんは「直帰する」とアイデアを出しています。これは、**刺激統制法**(p.18)という技法の1つです。私たちの行動は状況や環境にも影響を受けています。望ましくない行動を減らすには、A子さんのように行動のきっかけや引き金になっている刺激を制限することが有効です。

さて、ここでのもう1つのポイントは、外食をやめた場合の内食にも着目した点です。外食をやめても同じようにレトルト食品やお菓子で満腹になってしまったのでは、肝心のダイエットに結びつきません。脂質異常症にも良い簡単レシピを渡すことで、体に良い食材や調理法への意識づけにもなります。ピーコさん、ナイスフォローです。このように、適時に適切な情報提供をすることは行動変容の強化につながります。

この段階で、食事記録に加えて体重測定を行うことも勧めておきましょう。

④結果の確認とフィードバック

2週間の成果を確認し、フィードバックを行います。ここでのポイントは、**できていないことではなく、できていることに焦点を当ててほめて行動変容を強化すること**です。

一方で、誘いに応じそうになったという情報から、同僚との飲み会を減らすことによるストレス発散の機会損失という問題が現実化する可能性にも注意を払う必要があることに気づきます。ここでは、外食に行かなかったことで浮くお金を貯めて、新しい楽しみにつながりそうなカメラの購入費に充てるという**オペラント強化**の手法を用いています。

同時に体重の変化や検査データの推移などにも目を向けて、少しずつ行動変容の枠を広げていきます。

※今回のケースは、**変化のステージモデル**で熟考期から準備期、実行期までを紹介しました。漫画では特に行動療法が効果を発揮する、準備期、実行期の関わりにフォーカスしています。1回の面談で今回ご紹介したすべてのプロセスができなくても構いません。情報提供を有効に使いながら、1歩前への姿勢でトライしてみてください。

> **まとめ**
> ・今回用いた行動技法：セルフモニタリング、刺激統制法、オペラント強化法
> ・薬剤師の言動は相談者にとって正の強化子にも負の強化子にもなることを意識する
> ・行動療法のプロセスを焦らず着実に1歩ずつ進める
> ・適時の情報提供は相談者の行動を強化する
> ・アイデアはキャッチボールで、決定は相談者がくだす

2 実務実習における学生指導　コーチングでアプローチ

関連するSBOs

▶薬学教育モデル・コアカリキュラム　A　基本事項
(3)信頼関係の構築
①コミュニケーション　▶5.相手の心理状態とその変化に配慮し、対応する。（態度）
▶7.適切な聴き方、質問を通じて相手の考えや感情を理解するように努める。（技能・態度）　▶9.他者の意見を尊重し、協力してよりよい解決法を見出すことができる。（知識・技能・態度）

キーワード　コーチング　実習指導　省察　Six micro skills
ヘロンの6分類介入分析

　コーチングは相手が自ら問題発見、解決し、行動することができるような対人支援の関わりの1つです。1970年代に、それまでスポーツにおける指導方法であったコーチングをビジネスに活用するようになり、その後医療の領域にも広がってきました。その背景としてパーソンセンタード・アプローチ、選択理論、自己決定理論、認知行動療法など、さまざまなカウンセリング理論、心理学の諸理論が援用されています。本項では、実務実習生の指導場面において、コーチングの考え方を基本としつつティーチングを取り入れた、Six micro skillsの活用法について考えてみたいと思います。

　実務実習の目的は、学内で学んださまざまな知識、技能、態度を統合し、医療現場における薬剤師業務の中で活用できるようになることです。また、ただ単に指導したことができるようになるだけでなく、目の前の状況を把握し、自ら判断して動けるようになるためには、自らの行動について何がうまくいって何が課題なのか、次にどのように行動に活かしていけば良いのかを振り返る姿勢、すなわち「省察」が重要になります。

　相手に省察と成長を促す支援方法としてはコーチングが有効です。コーチングとは、相手が何を課題だと感じているのか、何を目指しているのか、そのために何をすれば良いの

かを相手自身が自ら気づき、行動を起こし、継続できるようになるための質問と傾聴を中心とした関わりです。しかしながら、日々忙しい医療現場において、じっくりと時間をとって実習生に省察を促す余裕はなかなかありません。そこで、コーチングの要素を取り入れつつ、限られた時間の中で効率的に学生に省察を促し、必要に応じて知識や技能を補足指導する方法として知られるSix micro skills（One-minute preceptorともいいます）を紹介します。

実践マンガ

実務実習

プロセス1　まず実習生自身の考えを聴いてみましょう！

「服薬指導、やってみてどうだった？」

「いやぁ、思ったよりも難しかったです。」

①自分では、どこがうまくいったと思う？

「そうですね。必要な指導事項を漏れなく伝えられたとは思います。」

②そうね。じゃあ、何を改善すればいいと思う？

「う〜ん。患者さんにあんまり伝わってないような感じだったんで、理解度を確認したらよかったかな、と思います。」

プロセス2　一般論を伝えた上でフィードバックをしましょう！

③そうね。服薬指導では、ただ必要事項を伝えるだけじゃなくて、患者さんが理解できるように対話しながらするのが大事だよね。

④今回の場合は、指導すべき点はカバーできていたし、患者さんに伝わるよう、言葉を使っていたと思うよ。

⑤でも、自分でも気づいている通り、説明が理解できているかと、患者さんから何か質問がないかの確認が抜けていたね。

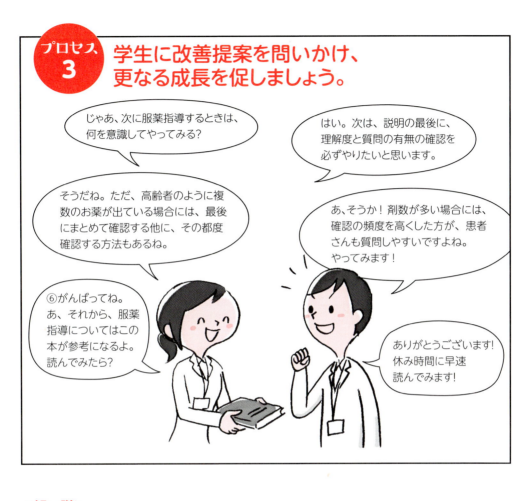

<解　説>

　基本的なSix micro skillsの進め方は、以下の通りです。
ここでは、①、②のステップにおいて、自分の行動について実習生がどのように捉えているのかの自己認識を促します。ここでは、ぜひ「何が自分でうまくいったと思うのか、それはなぜか」、「何が改善点だと思うのか、それはなぜか」について、学生に振り返りを促してください。そうすることで、学生自身はもとより、指導者も、学生が自分の行動をどのように捉えているのか、なぜそのような行動をとったのかを把握することができ、この後のステップで適切な指導ができるようになります。

　次に、③のステップで一般的なアプローチを示した上で、④で長所やさらに伸ばすべき点についてフィードバックし、行動の強化を促します。さらに⑤のステップで指導者が誤りや改善点を指摘し、具体的な改善方法を示します。もし時間が許すのであれば、コーチングのアプローチを取り入れて「じゃあ、次からどうしたらいいと思う？」と学生に問いかけてみてください。自分で考え出した改善案に対しては、指導者から提示されたものよりも、言葉と行動に責任感が生まれます。最後に、⑥においてさらなる学習を促します。

　多くの場合、特に忙しい時には改善点の指摘のみになってしまいがちですが、自ら考える薬剤師を育成するためには、①、②のステップが不可欠です。ぜひ試してみてください。

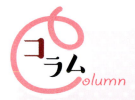

対人支援のアプローチ

ヘロン（A.J. Herron）は、対人支援のための介入方法として、次の6つのアプローチを提唱しました（表16）。これらはいずれかが優れているというものではなく、相手の背景や状況にあわせて適宜使い分けることが重要です。実習指導においてもぜひ活用してみてください。触媒的介入が、いわゆるコーチングにあたるものですね。

表16 対人支援の介入方法6つのアプローチ

権威的介入	情報提供的介入	相手に有用となる情報を提供すること	促進的介入	カタルシス的介入	相手の感情発露を促すこと
	処方的介入	相手にとって必要な行動を指示すること		支持的介入	相手の行動や価値観を認めること
	対決的介入	相手が自身と向き合うように対峙すること		触媒的介入	相手の自発的な行動変容を促すこと

3 試験前にレポート課題が！　ストレスとコーピング

関連するSBOs

▶薬学準備教育ガイドライン　(2)人の行動と心理
③ストレス　▶1.主なストレス学習について概説できる。　▶2.人生や日常生活におけるストレッサーについて例示できる。　▶3.ストレスコーピングについて概説できる。

キーワード　ストレス　コーピング　一次的評価　二次的評価　健康問題

　ここでは、ストレスとコーピングの実際について見て考えていきましょう。次のイラストを見てください。

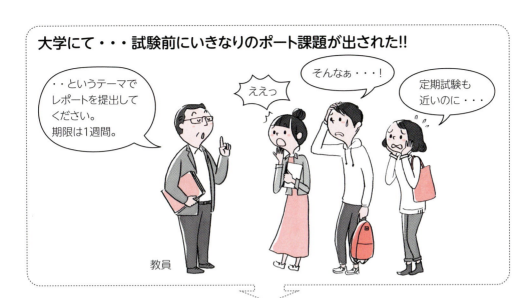

「試験前に面倒なレポートが課せられる」。ストレスを感じる場面ですね・・・。同じ状況にたたされた5名の学生について、それぞれの発言内容からストレスコーピングについて考えましょう。

- **一次的評価**：ある状況や出来事に遭遇した時、自分がどのような危険に曝されているかの評価（危害/喪失・脅威・挑戦）。
- **二次的評価**：あるコーピング方略を用いた場合、どのような結果が起こるか、うまくやり遂げられるかの見通しを立てる。

問題中心コーピング・情動中心コーピングのいずれをとっているか？
➡結果として健康上の問題が発しているか？

また、コーピングの効果に影響を与える要因にも配慮しましょう。

- **個人的な要因**：心身状態、セルフエフィカシー（自己効力感：自己概念であり、それが高いと、自信につながる）、過去の経験、社会的立場　等
- **環境的な要因**：ソーシャルサポート、社会文化的な背景、人間関係の影響　等

＜解　説＞

①A子さんの場合

　一次的評価は「危害」であり、二次的評価は「今はレポートはできない」と見通しを立てることができていない段階です。コーピングは情動中心であり、カラオケに友人を誘うという回避型のコーピングを行っています。

　情動中心のコーピングを行うことで、身体的健康度、精神的健康度を低下させるという報告があり、A子さんも今後、問題を先延ばしにした結果、試験勉強とレポートの締め切りに追われて、身体・精神的健康状態が悪くなる可能性が否めません。

②B太さんの場合

　B太さんは今回の状況の一次的評価としては、自らへの「脅威」とみなして大きく不安になっています。二次的評価として、失敗したらどうしようとセルフエフィカシーが低く、それがまた不安の増幅に影響を与えています。現状は「どうしよう」という情動的なコーピングとなっており、さらにストレスの影響での精神・身体的な症状（腹痛など）が現れています。

③C美さんの場合

　C美さんの一次的評価は「やるしかないわね」という「挑戦」です。二次的評価に影響する、

「なんとかなると思うわ」という発言でセルフエフィカシーは高いと想像できます。コーピングは具体的な問題焦点コーピングであり、セルフエフィカシーが高いことから心身の健康状況にもマイナス要素がないようです。

④D江さんとE恵さんの場合

どちらもコーピングスタイルは人に援助を求める「社会支援模索型」ではありますが、E恵さんの一次的評価は「挑戦」で、完全な問題焦点スタイルでセルフエフィカシーも高く、健康状況に問題がないのに対し、D江さんの一次的評価は「単位をもう落とせない」と「脅威」を感じて、セルフエフィカシーも無力感で低く、情動焦点、回避焦点型のコーピングスタイルとなっており、頭痛と気分障害という健康に問題が起きています。

…まとめ………

「レポートの追加」という学生共通のリスクも、受け手の一時的評価、二次的評価によってコーピングスタイルもそれに影響される健康状況も異なります。

適切なストレスコーピングのためには、自己分析とセルフエフィカシーの向上が重要なポイントになります。

④ セルフケア　マインドフルネスを活用して

関連するSBOs

▶薬学教育モデル・コアカリキュラム　A　基本事項
(3)信頼関係の構築
①コミュニケーション　▶5. 相手の心理状態とその変化に配慮し、対応する。(態度)
▶6. 自分の心理状態を意識して、他者と接することができる。(態度)　▶7. 適切な聴き方、質問を通じて相手の考えや感情を理解するように努める。(技能・態度)

キーワード　生活習慣病　呼吸法　マインドフルネス　マインドレス

1 セルフケアについて

　生活習慣病という言葉を耳にするようになってから久しいですが、医療体制が整うにつれて必要以上に医療システムに依存する生活様式や価値観を持つように社会が変わってきており、文化的医原病ともいわれています。世の中がスピード化して、情報化が進み、人間関係のストレスが増大する中で、自らの健康を顧みず多忙な毎日を送る人たちが増えています。病気は医者が治すものという観点から、治療を専門家に委ねてしまい自分の病気に対して無関心・無責任になりがちな傾向もみられます。健康を損ないかねない生活習慣を修正し、セルフケアは予防にも治療にもつながることを患者に気づいてもらうことが重要であり、その一助としてマインドフルネスの技法を取り入れています。

2 マインドフルネスとは

　仏教での悟りを得るために用いられる修行としての瞑想法を実施することにより脳領域に変化が認められるというエビデンスが示され、マインドフルネスと命名されました。瞑想法がアメリカに伝搬してから約30年で臨床手段に変貌し脱宗教化され日本に逆輸入されたものです。世界の大企業がマインドフルネスを社員研修に用いて有効であることが証明されている、などと注目を集め、マインドフルネスの大衆化へと受け入れられています。マインドフルネス学会は「今、この瞬間の体験に意図的に意識を向け、評価せずに、とらわれのない状態で、ただ観ること。なお、"観る"は、見る、聞く、嗅ぐ、味わう、触れる、さらにそれによって生じる心の働きも観る、という意味である。」と定義しています。

　本事例では、2つのマインドフルネス技法を応用しています。

①**食べるマインドフルネスの基本**：1粒のレーズンに注意を払い、普段ないほどに細かに観察し、とてもゆっくりと食べ、レーズンを食べることに関する広い感覚と身体を体験します。これは、自分と食べる行為や食べ物との通常は無意識的な面をはっきりさせてくれる可能性を持ちます。

②**呼吸法**：姿勢を調え呼吸に意識を向けます。「息」という字は、「自分」の「心」と書くように、呼吸を観察すると、心の状態が分かります。気持ちのよい呼吸になるように無理せずに鼻呼吸で、鼻先を出入りしている息を観察し、呼吸によって変化する身体の変化を見守ります。

3 マインドフルネスを用いたセルフケア

実践マンガ　セルフケアの勧め

プロセス1

塩分の取り過ぎは血圧やむくみの原因にもなるので減塩食をお勧めします。
薄味でも素材そのものの色や食感を五感を使って楽しみながら味わって食べると美味しいですよ。食事も楽しめます。

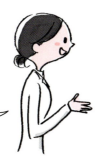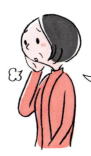

漬物が好きだからつい食べちゃうの、ダメかしら？ 減塩食は美味しくないでしょ？ でも試してみるわ。

プロセス2

それは良かったです。噛むことも大切なことなので、続けましょう。今回は就寝前、または夜中にトイレに起きた後、リラックスして眠れる呼吸法を試してみてください。（呼吸法を教える）

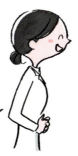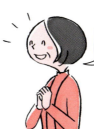

減塩食を試してみました。よく噛んで味わうと意外と美味しいのね。

プロセス3

そうですか、外出先だといつトイレに行けるか心配ですね。トイレに行った後にも呼吸法を試してみましょう。1日のトイレの回数もメモを取るとよいでしょう。

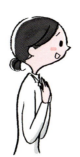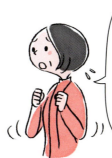

夜間頻尿も改善し眠れるようになったけど、日中の頻尿に悩んでいるの。外出先ではトイレに行ったばかりでも、すぐにトイレに行きたくなっちゃって。

プロセス4

医師に頻尿の相談をされたのですね。こちらのお薬の効果と副作用ですが・・・と説明する。

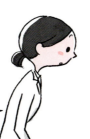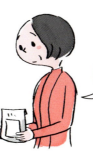

何かしている時は良いけれど、気になりだすと1時間おきに行きたくなるので、相談したらウリトスという薬がでたの。

＜場　面＞

[**薬局でのセルフケア指導**　主訴：夜間頻尿：高血圧、下肢浮腫あり、尿検査問題なし]

65歳女性Aさん、仕事をしています。高血圧で、アムロジピン5mg1回1錠朝食後に服用中。時々飲み忘れますがコンプライアンスは良好です。多忙な毎日を過ごしており美食家で外食の機会も多く、友人との旅行を楽しみにしています。

＜解　説＞

①素材を味わう、食べるマインドフルネスを用います。

患者の状態：いつもより血圧が高く、下肢のむくみがあると医師に相談し、アルダクトン追加となった処方箋を持参しました。夜間頻尿に関しては医師には相談していません。

➡食生活に偏りのある場合に、いつもは何気なくこなしてしまう調理の段階からマインドフルネスは始まります。素材を観察しながら、歯ごたえ、食感、味わい、飲み込むというように食べることに集中します。「減塩食は美味しくない」という思い込みを取り除くのに有効です。健康には気をつけていると聞いたので、薬剤師は減塩を勧めます。

また、味が濃いと素材が楽しめないので薄味で好きな野菜や魚を味わって食べることを勧めます。「試した様子を次回お聞かせください」と次回につなげます。

②身体感覚を観察する、呼吸法を用います。

患者の状態：尿量が増えトイレに起きる回数は減りましたが、むくみはまだとれず、トイレの後が寝付けない。減塩は続けています。頻尿に囚われてしまっていることに気づき、すべてではないものの生活習慣が原因で高血圧やむくみの症状が出ていることを理解してもらいます。また、暑いので脱水症の心配もあり、医師にはいつもより水分を摂るように指導を受けましたが、緑茶ばかり飲む、あるいはアイスコーヒーも氷たっぷりで飲む、というように偏ったものをたくさん摂っていました。これも頻尿につながる行為であることを具体的に伝え、食事は消化の良い体を温めるものを選んでよく噛んで味わって食べましょうと支援します。

➡「噛まずに飲み込んでいたけど今は味わって食べています」とのことで、食べるマインドフルネスによる気づきが報告されました。薬剤師は「それは良かったです。噛むことも大切なことなので、ぜひ味わいながら食べてください」と支持し、継続を励まします。

次に、多忙な生活を過ごしているAさんが身体状態に気づくことをねらいとして、就寝前の呼吸法を紹介しました。呼吸に意識を集中するということも難しいですが、呼吸によってふくらんだりしぼんだりする身体感覚の変化を見守ります。無理にふくらませようとせずに、ただ感じるだけで呼吸は深まります。多忙な生活をしている場合には、往々にして自分の考え・思考を中心におき、身体への関心はおろそかになりがちです。呼吸に意識を集中することで、リラックスしていい気分になる身体感覚を取り戻すことが、セルフケアの基礎づくりにつながります。

③ジャッジしないマインドフルネスのミニ瞑想

患者の状態：減塩の効果が少し出て、薄味にも慣れた様子です。少し打ち解けて話ができるようになりました。素材をよく噛んで味わうようになると、何にでも醤油や塩をかけている自分に気づき、醤油や塩がなくても食べられるようになりました。医師にもほめられたようで、好きな漬物も少しにしています。夜間のトイレは、1，2回は起きてもすぐ眠れるようになりました。しかし、出先ではトイレに行ったばかりなのに、また行きたくなります。1日に何回トイレに行ったか、メモをとることを勧めました。

➡瞑想というと何か宗教的・神秘的なイメージを持たれるかもしれませんが、マインドフルネス瞑想は、今・この瞬間に自分の内側で起こっていることに意識を集中させて観察し続ける、いわば脳と心のトレーニングであり、呼吸法が基礎となります。

　Aさんは、動悸がして緊張してくるとどうしても余計なこと（頻尿、尿意）を考えてしまうとのこと。Aさんは就寝前の呼吸法により、リラックス感が体験できていますので、尿意への心配の軽減を意図して、寝る時だけでなく、いつでも座っている時でもできるジャッジしない呼吸法を紹介しました。尿意が気になったら、それを否定しないで何もしないでいます。「また尿意が気になってしまい、ダメな自分だな」などとジャッジする自分を手放します。つまり、ジャッジしている自分に気づいたら、その自分をジャッジせずに、優しく受け入れるという方法です。

④日常生活の習慣にマインドフルネスを取り入れる。

患者の状態：医師にトイレの回数や尿量を伝えたところ、処方追加になって来局しました。しかし、受動的な様子はなく、頻尿に困っている自分自身を冷静に受け止め、薬について知りたい様子が伺えました。そこで、薬剤師は薬の効果と副作用についてきちんと説明します。その上で呼吸法、減塩、食べるマインドフルネスを続けているかを問いかけ、自分が今、頻尿でどのような状態か、何に困っているかを自身で冷静に観察することが大切であることを伝えます。

➡呼吸は心とつながり、今・ここでの身体感覚とつながり、私たちは生き続けている限り呼吸し続けています。呼吸を手がかりにして、味覚・痛みなどの身体感覚への気づきに応用することができます。1日3分だけでも、あるいは歩きながらでも自分の身体と心に意識を向ける時間をつくること、それこそが自分を大切にして養生するセルフケアにもつながります。

ま と め

　大人も子どももストレスフルな社会において、マインドレス状態に陥っていることに気づかず過ごしている人が多いように思います。頭で考えることやイメージが次々に広がり、無意識のうちに不安や悩みで頭がいっぱいになり、脳が勝手に暴走し、膨大なエネルギーを費やすことになります。このエネルギーの消費を防ぐ働きがマインドフルネスにはあるといわれています。

ケーススタディに挙げた患者は頻尿、尿意に囚われ、一時もトイレのことが頭から離れなくなってしまった折に来局し、自分の話したいことだけ喋ると、早く薬ちょうだいと言わんばかりの態度の方でした。

　しかし、忙しくて受診できなかったというAさんも、会話をしてみると徐々に打ち解けてきて、実は悩みを抱えていることも分かりました。ストレスや悩み事は簡単にはなくならないのですが、マインドフルネス技法は自分の身体と心の健康を省みるきっかけになります。ここでは呼吸と食べるマインドフルネスを紹介しましたが、「歩く」でも「ボディースキャン」でも患者にあったマインドフルネスを勧めます。

　薬がないと眠れないという不安で頭がいっぱいになっている人はマインドレスな状態といえます。逆に薬を飲めば病気は治ると思っている人は、自分の健康状態に無関心であるともいえ、やはりマインドレスな状態です。呼吸法によって浅い呼吸から深い呼吸へと意識しながら息をしていても「今夜も眠れないのかしら」などと頭が勝手に暴走したら、また吸って吐いての呼吸に意識を戻すことを繰り返すことにより、眠れないという不安を取り除くことにつながります。

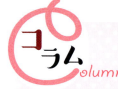

マインドフルネス

　人は1日のうちにおよそ半分の時間を脳が安静状態で活動しています。その脳の状態はDMN（デフォルト・モード・ネットワーク）といって、車でいうアイドリング状態です。いつでも発進できるように常に神経を研ぎ澄ました状態でいるため、意識して脳を使う時の20倍のエネルギーを費やすそうです。DMNによりエコにさまざまな出来事に迅速に対応できているそうで、利点でもあるため無意識に作動しています。この「DMNの活動を統括する部位」もあり、マインドフルネスはその働きを活性化し消費するエネルギーを減らすことができるそうです。

　かくいう薬剤師の業務も過酷です。調剤、監査、投薬と、ミスは許されません。混雑時にマインドフルネスのアプリがピピッと鳴って、「3分間呼吸しましょう」と。しかし「こんな時に鳴っても患者さんは3分間待ってくれません！」と、スマホに怒っても仕方ありません。マインドフルネスが一番必要なのは薬剤師本人だったりするのかもしれません。このような時こそ、患者さんの話を評価せずに注意をむけて傾聴するために、マインドフルネスは有効といえます。　（田中悦子執筆）

5 高齢者とのコミュニケーション　回想法によるアプローチ

関連するSBOs

▶薬学教育モデル・コアカリキュラム　A　基本事項

(3)信頼関係の構築

①コミュニケーション　▶3. 相手の立場、文化、習慣等によって、コミュニケーションの在り方が異なることを例を挙げて説明できる。　▶5. 相手の心理状態とその変化に配慮し、対応する。(態度)　▶7. 適切な聴き方、質問を通じて相手の考えや感情を理解するように努める。(技能・態度)

キーワード　回想法　今、この瞬間を楽しく　受容的な傾聴　ユマニチュード

　家庭や施設などで身近に高齢者と接した経験のある方は、高齢者がたびたび過去の思い出を語る姿と出会っていることと思います。語りの内容そのものは事実関係が変わっていたり、あるいはいつも同じ話であったりしても、語るご本人は楽しげに、あるいは悔恨の念も交えて情緒豊かに話しているのではないでしょうか。

　このような高齢者の語りを「回想法」として治療の一環に位置づけたのは、アメリカの老年精神医学者であるバトラー (R. Butler)です。本項では、回想法による高齢者へのアプローチから高齢者とのコミュニケーションの留意点を探ります。

1 回想法について

　回想法は、昔使った生活用具や記録物、季節の花や食べ物、行事関連の材料を用いて、過去の懐かしい思い出、楽しい思い出を語ります。そのことで脳が刺激され、精神状態が安定する効果が期待されます。高齢者のうつ病に長期に適用することで認知機能の回復が見られたことから、現在では認知症のリハビリテーションに、高齢者のレクリエーションの一環としても適用されています。対人交流や情緒が活性化され、高齢者のQOL (生活の質)の向上に効果があるといわれています。

<方　法>

　グループあるいは1対1で行います。回想法は「語り手」の話を真摯に傾聴する人がいることが大前提となる方法であり、次の点に留意して傾聴します。

①語り手の尊厳を守ります。語り手の大切な生活史ですから、語りの内容はスタッフが共有して理解に役立てることなどを前もって家族やご本人に伝えます。

②回想法は、今・生きている自分を再確認する場でもあります。語り手の、その時の気持

ちや聞き手の違いにより、語りの内容が変わることもありますが、否定しないで、敬意を表して聴きます。

③語り手が「話したい」気持ちになるように、聞き手は語り手に関心を持って受容的に傾聴します。

④聞き手の関心で一方的に質問したり、無理矢理に聞き出すことは控えます。例えば、戦争体験は語り手にとっては辛い思い出を想起させることにもなりますので、個人的な関心から聞くことは控えます。

1-1 グループでの回想法

最初に自己紹介をして、簡単な体操などでウォーミングアップします。次に、その日のテーマを伝え、手掛かりとなる品物を提示し、品物に触れて五感に訴えます。その後、その物にまつわる経験を一通り順番に話し、その後は自由に交流します。

<テーマ例と、準備するもの>

①暮らしに関するもの─黒電話、買い物かご、一升ます、下駄、火鉢、他

②季節の行事に関するもの─正月の行事についての写真など、しめ縄、七夕、お盆、他

③子供の頃の遊びに関するもの─おはじき、けん玉、お手玉、塗り絵、お雛様、他

④職業に関するもの─秤、そろばん、他

⑤視聴覚に関するもの─懐かしい歌、写真、他

⑥季節の花や食べ物、他

1-2 個別に実施する回想法

特別な物がなくても回想法は実施できます。服薬支援の合間に、四季折々の変化や季節の行事などの話題を入れることで、高齢者の回想が始まります。機会を捉えて、例えば「子どもの頃はどんな遊びをしましたか」などと問いかけることからも回想は始まります。薬剤師は高齢者が主役となって語る姿を観客のように見守りながら、傾聴します。それにより高齢者と薬剤師の絆が作られます。

相手から「教えていただく」態度を表すことにより、高齢者の「話したい」気持ちが育ちます。今・この瞬間に楽しいと感じられること、良き聞き手がいることで語る意欲が育つことが回想法の魅力であり、効果といえます。

2 認知症病棟での回想法

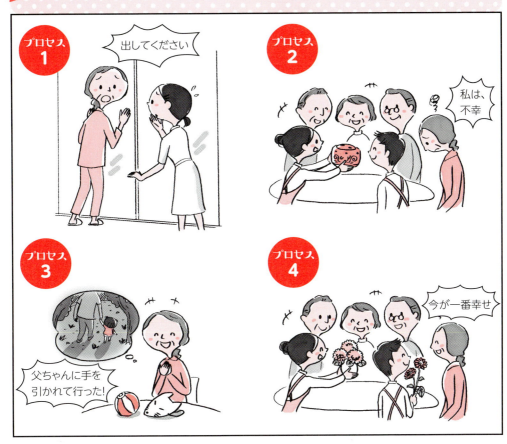

<場　面>

70代女性Aさんが回想法グループで自らの楽しかった思い出を取り戻す中で、現在の生活にも変化が生じた事例を紹介します（参加者5〜6名、週に1回1時間、スタッフ：医師、看護師、介護福祉士、臨床心理士）

<解　説>

①70代女性Aさんは、認知症病棟に入院直後から「ここから出たい、出してください！」と出入口近くにいてスタッフに懇願し、ある時は叫ぶなど、日ごとにエスカレートしていました。そこで、病棟生活の安定を主な目的に、回想法グループへ参加することになりました。

➡生活環境が変化すると、不安になりやるせなさを感じ、閉じこもりになったり、Aさ

んのように他者への訴えという行動が現れます。Aさんが安心していられる居場所として5、6人の回想法グループに参加することになりました。

②この回のテーマは「冬の生活」です。火鉢を見たり、触わることから感じたことや思い出を語ります。火鉢は古くなって表面の模様もかすれています。それがかえって話題を広げることになります。「冬の寒い日に火をおこすのが大変だった」、「お母さんがいつもやっていた」、「大きいのは火鉢で、これは小さいから手あぶりと呼んでいた」など、思い思いに語ります。

その中で、Aさんは火鉢とは関係ないことを話します。「継母に育てられて、いじわるされて不幸だった。生きていてもつまんない」という言葉を繰り返します。この回以降もAさんはいつも「私は不幸」と話し、品物への関心も示しません。これでは、回想法参加によりかえって悲しい思い出が刺激されて逆効果になっているのではないか、と判断し、次の回で最後にすることになりました。

➡Aさんはグループへの参加には意欲的ですが、回想のテーマには沿っていない、自分の悲しい思いを訴えることに終始しました。このように、一見その場にそぐわないようなつぶやきにも、実はご本人の思いが秘められていることが後で分かりました。スタッフは、Aさんとの1対1での落ち着いた対応が必要と判断したのですが、次の会に・・・。

③今回で参加は最後にしようと相談していた日のことです。その日のテーマは「夏祭り」で、夜店で売っている紙風船、お面やおもちゃなどを準備しました。昔懐かしいものとはいえ品物は新しいので「こんなにきれいじゃないね」などと笑いながら話をします。

Aさんの話す順番になり、最初はいつものように「私は不幸だった」が始まりました。しかし、他の参加者も一通り語り終えて、自由に話をしている時に突如として「あっ、父ちゃんに手を引かれて真っ暗な山道を歩いて隣村のお祭りに行った。父ちゃんに手を引かれて行った！」と語り始めたのです。にこにこして「真っ暗な中、山道を歩いて隣村のお祭りに手を引かれて、手をつないで行った！」を繰り返しています。スタッフも驚きで一杯です。Aさんは満足そうにみんなの方を向いて、「手をつないで行った！」と繰り返すのでした。

➡Aさんの突然の回想は、Aさんは回想できないのではないかと思っていたスタッフにとっても衝撃的な出来事でした。自分の思いを「不幸」をキーワードに語った上で、突如として昔の一瞬が蘇ってきて、楽しかった過去が現在の自分とつながったと捉えられます。語りにはすべて意味があることをAさんから教えていただきました。

④翌週からの回想法では「不幸な私」は登場しなくなり、にこにこと穏やかに参加するようになり「皆さんによくしてもらって今が一番幸せです」とまで語るようになり、ほぼ

同時期から「ここから出して！」とドアの出入り口で叫ぶ姿も見られなくなりました。

➡Aさんは入院生活にも適応し、回想法グループにも意欲的に参加し安定して過ごしています。

3 高齢者とのコミュニケーションの留意点

①高齢者とのコミュニケーションでは、高齢期の心身の状態に合わせることはもちろん大切なことですが、他の世代とのコミュニケーションと決定的に異なるのは「人生の先輩」との対話であることです。高齢者を大切にしたい思いから、小さな子どもへの対応のようにもなりがちですので、人生の先輩への尊敬を言葉と態度で表わせるように十分に配慮します。

②高齢期には聞こえが遠くなって、相手の話が聞き取れなくても聞き直すことが億劫になり、理解しているふりをしてしまうこともあります。事前情報から、また、全身を観察して相手に向き合い薬剤師の声が届き、薬剤師に関心を持って見ているかなどを確認しながら話します。

③情報は簡潔に整理してはっきりと伝えます。専門用語を使わないのはもちろんのこと、日常の言葉で表現することを心がけ、相手が情報をどのように受け取っているかを適宜確認して、情報を補います。時間的にもゆとりをもって話します。

④ユマニチュードの技法を適用して、相手の視界の中に入るように位置し、視線を合わせます。

⑤相手のペースやリズムに合わせて、「今・ここの瞬間」が楽しい・よかったと相手に感じてもらえるように、非言語的メッセージも意識してフルに使います。

⑥回想法事例にもあるように、すぐには理解できないこともありますが、高齢者から発せられる一言一言には意味があります。それらを受容的に漏らさず聞き取ることが高齢者をエンパワーすることにつながります。

そして、最も重要なことは人生の先輩に対する尊敬の念をもって関わることです。

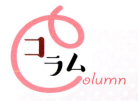 ユマニチュード

　ユマニチュードは知覚・感情・言語による包括的なコミュニケーションに基づくケアの技法であり、人とは、ケアする人とは、を問う哲学と実践技法からなります。「視線をつかみにいく、相手を『見ない』は『いない』」など自らの態度を振り返る材料が満載であり、高齢者の尊厳を守る道しるべともなります。健康に問題のある人、障がいを持つ人、高齢の人を「個人」として尊重し、①その能力や状態を正しく観察し、評価と分析を行うこと、②見つめ、話しかけ、触れ、立つことや移動を効果的にサポートすること、そして③その行動を抑制も強制も行わない環境をつくることができれば、ケアを受ける人の能力を維持したり改善することができるでしょう。

(本田美和子，イヴ・ジネスト，ロゼッタ・マレスコッティ「ユマニチュード入門」医学書院, 2014)

「がんサバイバー」への対応
NBM(Narrative based medicine)によるアプローチ

関連するSBOs

▶薬学教育モデル・コアカリキュラム　A　基本事項
(3)信頼関係の構築
①コミュニケーション　▶5. 相手の心理状態とその変化に配慮し、対応する。(態度)
▶7. 適切な聴き方、質問を通じて相手の考えや感情を理解するように努める。(技能・態度)
②患者・生活者と薬剤師　▶2. 患者・家族・生活者の心身の状態や多様な価値観に配慮して行動する。(態度)

　NBM (ナラティブベースドメディスン)　物語と対話
　　　　　　EBM (エビデンスベースドメディスン)　科学的根拠　全人的医療
　　　　　　QOL (クオリティオブライフ)

　NBM (Narrative based medicine)は「物語と対話に基づく医療」といわれ、医療者が対話を通して患者が語る「物語り」から病の心理・社会的背景を理解し、抱えている問題に対して全人的医療を試みようとする考え方です。
　一方で「科学的な根拠に基づく医療」のことを、EBM(Evidence based medicine)といいます。NBMは1990年代後半にEBMの提唱者でもあったグリーンハル(T. Greenhalgh)とハーウィッツ(B. Hurwitz)によって提唱されました。NBMとEBMは相対するものでは

なく、互いに補完し合うことによって、患者自身のQOL(Quality of life)を満たす医療が提供できると考えられています。

目の前の患者に適切な服薬指導をしようと思った時、必要なことは何でしょうか？もちろん疾患や薬剤の十分な知識を持ち、これまでの病歴薬歴等について把握していることは重要です。

しかし、忘れてはいけないのは、目の前の患者が今ここで何を感じ、何を考えているのかということに思いを馳せ、理解しようと努める姿勢です。

特に病を抱えながら「自分らしく」人生を過ごしていきたいと考えている「がんサバイバー」にとって、自身のこれまでの生き方や価値観などを踏まえた上で治療方法等を選択したいという思いは強いのではないでしょうか。

そのような患者の対応にNBMによるアプローチは役立ちます。ここでは、術後の化学療法を受けることになったがん患者への対応例をご紹介します。

＜場　面＞

あなたは病院薬剤師。ここは病院の面談室です。1週間後に補助化学療法を始める患者のYさん（53歳）と面談を行います。主治医から「抗がん剤の投与方法（注射、内服）や副作用について一通り説明したが、どうも不安そうなので面談してほしい」と依頼されました。

NBMアプローチは、"物語り"の傾聴(listening)⇒共有(emplotting)⇒進展(abduction)⇒物語りのすり合わせと新しい物語の浮上 (negotiation and emergence of new story)⇒評価(assessment) のプロセスを経て実践されるといわれています。

では、「がんサバイバー Yさん」への対応をNBMのプロセスに従ってみていきましょう。

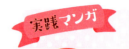 ## 「がんサバイバー」への対応

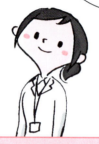

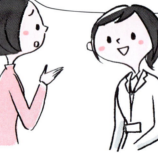
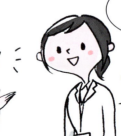

プロセス4　物語りのすり合わせと新しい物語の浮上 (negotiation and emergence of new story)

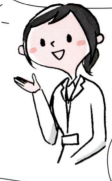

お話しをうかがっていると、お父様が化学療法を受け始めてすぐに亡くなったこと。また化学療法を受けると体力も落ち職場復帰できなくなるのではと不安になられたんですね。

そうなんです。先生から化学療法のお話があった時は嫌だと思ってしまいました。でも職場復帰のためには再発の不安を取り除く必要がありますよね。

そうですね、再発予防に化学療法は必要ですね。今は副作用の対処法も色々考えられます。

父の時代と違って今は医療も進歩しているのかもしれないという気がしてきました。まだ心配事はありますが、これから説明を聞いて考えてみたいと思います。

プロセス5　評価 (assessment)

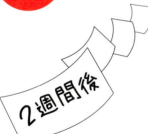

2週間後

先週から化学療法が始まりましたが、体調はいかがですか？

生活に支障が出るようなことはありませんか？

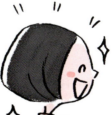
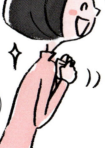
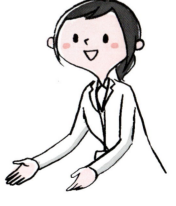

まだ慣れないですが、辛いときはすぐに対応していただけるので頑張っています。

＜解　説＞

プロセス1 「患者の病の体験の物語り」を傾聴(listening)

『医療者からの質問によって「患者の物語り」が引き出され、それを傾聴している医療者の中にも、医療者が解釈した「患者の物語り」が形成されていく』

　目の前の患者から「・・・副作用が強いと聞いているし・・・心配なんです」といわれたら、薬剤師としては、安心して治療に臨めるように抗がん剤の副作用やその対処法について理解してもらおうとします。しかし、副作用についてきちんと情報提供したにもかかわらず、最後まで患者の表情が晴れなくて困った、という経験はありませんか？

　NBMアプローチでは、「副作用が心配」という患者からの"訴え"は同じでも、副作用が心配になった"理由"は人それぞれであることを大事に考えます。つまり、それぞれの患者に"固有の物語り"があると考えるのです。

　「副作用が心配になってしまった」患者に対して"副作用"に関する情報提供をする前に、その患者が「副作用が心配になるに至った経緯（物語り）」を聴いていくことからスタートします。

プロセス2 「患者の物語りについての物語り」の共有(emplotting)

『医療者が理解した「患者の物語り」を患者に伝え共有する』

　「患者固有の物語り」を聴いているうちに、医療者にも「患者の物語りについての物語り」が作られます。しかし医療者のフィルターを通して作られた物語りなので、患者が伝えたかったこととずれている可能性があります。そこで、丁寧にやり取りを重ねながら医療者が受け止めた物語りを患者と共有していく重要なプロセスです。

プロセス3 「医療者の物語り」の進展(abduction)

『患者との対話を通して得られる情報によって、「医療者の物語り」を進展させていく』

　薬剤師が患者の物語りを聴く最終的な目的は、目の前の患者への最適な服薬支援につなげるためでしょう。そのためにさらに必要な情報を聴き取り、「医療者の物語り」を進展させていくプロセスです。ここではEBMの考え方も非常に重要になります。

プロセス4 「物語りのすり合わせと新しい物語りの浮上」(negotiation and emergence of new story)

『対話を通して「患者の物語り」に変化が生じ、新たな「物語り」として双方に共有される』

　これまでのやり取りによって薬剤師が理解した内容や今後の展望を伝え、患者自身の認識との慎重なすり合わせを行っていくプロセスです。話を聴いていた医療者だけでなく、語っていた患者自身にも気持ちの変化が生じ、新たな物語りが作り上げられていきます。

　新しい物語りが共有できて初めて、薬剤師からの情報提供が患者にとって前向きに受け止められるようになり、具体的な行動変容につながっていきます。

プロセス5 ここまでの医療の評価のプロセス(assessment)
『NBMにおいては、評価の作業自体も、対話を通して行う』

　NBMアプローチでは、実践された行動の評価も患者との対話を通して行います。患者自身が難しいと感じていることがないか等を聴き、あるとすれば共に解決策を考えていくことで常に「患者の物語り」に寄り添っていく姿勢を伝えます。

　これまで述べてきたように、NBMとEBMは相反するものではなく、EBMを有効に活用するためにもNBMで患者の主観的な物語りを聴き、双方で共有した上で、新たな（建設的な）物語を構築していくプロセスが重要です。そのため医療者には、目の前の患者と対話を続けるコミュニケーション力と裏付けとなる専門的な知識の両方を磨き、統合することが求められています。

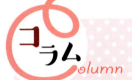

がんサバイバー：「自分らしく」生きる

　がんサバイバーの原語であるCancer Survivorを直訳すると、がん生存者、がん経験者となります。ひと昔前は、がんの告知は死を意味していました。しかし医療の進歩により予後も改善し、がんと診断された時からその生を全うするまでの過程を、いかに「自分らしく」生き抜くかを重視したいと考えるがんサバイバーが増えています。

　自分らしく生きていくためには、受けたいと思う治療を受けられること、痛みや苦しみを取り除いた高いQOL、正しい情報の提供などが必要です。そのため医療者には、患者の心理・社会的背景を理解した上での全人的な支援が求められています。

7 在宅訪問業務　家族療法の視点から

> **関連するSBOs**
>
> ▶薬学教育モデル・コアカリキュラム　A　基本事項
> (3)信頼関係の構築
> ①コミュニケーション　▶5. 相手の心理状態とその変化に配慮し、対応する。(態度)
> ▶6. 自分の心理状態を意識して、他者と接することができる。(態度)　▶7. 適切な聴き方、質問を通じて相手の考えや感情を理解するように努める。(技能・態度)
> ②患者・生活者と薬剤師　▶1. 患者や家族、周囲の人々の心身に及ぼす病気やケアの影響について説明できる。　▶2. 患者・家族・生活者の心身の状態や多様な価値観に配慮して行動する。(態度)

キーワード　システムとしての家族　円環的因果律　プライバシー　残薬
生活状況　ジョイニング　傾聴　多職種連携

1　在宅訪問業務

　薬剤師の在宅訪問業務では、患者の生活実態や患者を取り巻く家族、他の職種と直に触れることで、その方の生活状況や価値観などを理解し、服薬指導・援助を行うことができます。

　また、自立が難しい患者が多いことから、医療のみではなく生活を支える視点が必要であり、家族や他の職種との連携も重要です。薬剤師は、訪問の挨拶や残薬の確認、服薬指導といった基本のコミュニケーションスキルを用いながら、患者をとりまく問題点を探り、そこから家族や医療・介護スタッフとの連携へと結びつける役割を担うことができます。本項では、このように多様な機能を合わせ持つ在宅訪問業務を家族システム・家族療法技法の視点から捉え直し、患者・家族とのよりスムーズな関係作りを提案します。

2　在宅訪問業務に関連する家族療法

　家族療法では、家族の構成員の一人一人を分割して捉えるのではなく、家族のまとまり、システムとして家族を捉えて関与します。

　例えば、子どもが不登校になった場合に、原因が1つの結果(例:不登校になる)をもたらすという直線的な捉え方ではなく、ある原因から結果が生じ、その結果が新たな原因となる、というように捉える円環的因果論からシステムとしての家族を捉えます。家族関係が変化すれば子どもが変化して、子どもが変化すれば家族関係も変化して良い循環が成立し

ます。

　身体の病気を抱える患者と家族への援助の際には、家族にも注意を払い、情報提供と助言を続けていくこと、そして家族を心理－身体－社会モデルからアプローチすることが重要です。

　次に紹介する事例のように、夫婦二人の閉ざされた状態に長期におかれると家族内に問題が沈潜してしまいます。同居家族以外の家族からの支援、情報提供などを有効に使うことにより、家族機能が開かれた関係の中で充実していきます。

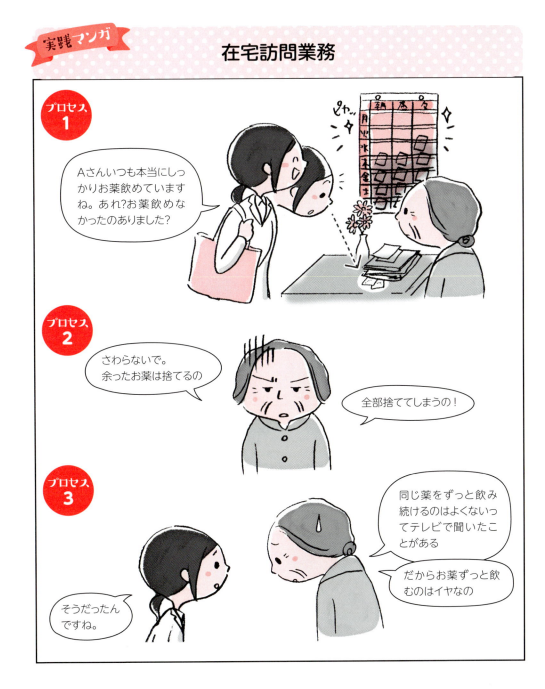

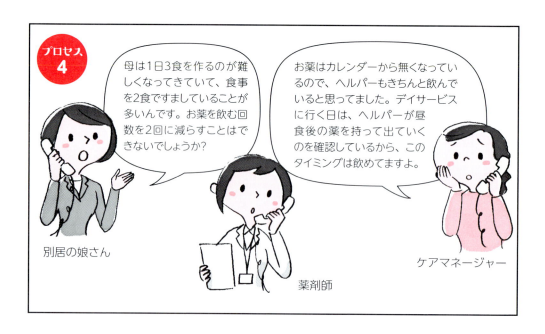

<場　面>
　在宅医療を受けているAさんは、ご夫婦二人暮らしです。どちらも認知症を患っていますが、家の中はきちんと整えられており、いつも丁寧に挨拶をして迎えてくれます。私たち薬剤師が定期的にセットしているお薬カレンダーのポケットには残薬がまったくなく、コンプライアンスは非常に良好でした。そんなAさんに「いつも本当にしっかり飲めてますね」と声をかけていました。

<解　説> 【　】は、家族療法からの関わり方を表します。
①従来の家族機能の維持が危うくなる。
　ある時期入院され、退院後に訪問を再開すると部屋が少し雑然としてきた感があり、以前は分かっていた薬剤師の顔を忘れ、訪問した薬剤師に「なぜ来たのか」と問いただすなど、認知症の進行が見られました。しかしお薬カレンダーに残薬はなく、薬はしっかり飲めている様子でした。
　なんとか家にあがらせてもらい訪問業務を続けていると、そのうちAさんの首ががっくりと下がった姿勢になってきて、どうしたのだろうと気になっていました。そんな中、ある時ふとテーブルに目をやると、積まれた書類の下にお薬が2包ほど見えました。
【家族機能への介入】
　訪問時は相手のエリアに「入れてもらっている」というスタンスをとり、薬を飲むことで困っていることはないか、体調の変化はないか、残った薬はどこに置いているか、など、薬剤師としての専門性を感じてもらえるようなコミュニケーションをとって、信頼関係を築きながら継続した観察を行います。

②家族の暗黙のルールに薬剤師が気づく

　さりげなく薬を回収しようとすると、Aさんの表情がサッと変わり硬い表情で「さわらないで！余った薬は捨てるの。全部捨ててしまうの！」と、きつい口調になりました。このようなきつい口調のAさんは初めて見ます。ここにきて初めて、薬剤師は残薬がないのは、実は薬を飲まずに捨てていたのかもしれない・・・と、思い返しました。薬を残さず飲めているとほめていたことが、しっかり者のAさんにはかえってプレッシャーになっていた可能性があります。

【家族の暗黙のルールは、問題維持行動のパターンをとり、家族を外部から閉ざすことにつながります】

　余った薬は捨てるという家族の暗黙のルールが、ここで明らかになりました。在宅訪問業務では、プライバシーの守られたエリアである自宅にやってくる医療スタッフや介護スタッフに抵抗感を持ち、真面目な患者ほど、外向きの顔で薬剤師に対応することは珍しくありません。キーパーソンの家族であっても、同居していない場合には患者から同様の対応を受けることもあります。その際に重要なのは誰かを悪者にしないことです。そのためにはリフレーミングをすることが有効です。

【リフレーミング－枠組みを変えて肯定的な側面を把握します】

　ある事柄について悲観的な観方をすると事柄が複雑化し、否定的な面だけがクローズアップされてしまうことがあります。しばしばたとえられることですが、コップに水が半分入っているのをみて「もう半分しかない」と否定的に捉えると気分まで沈んできてしまいますが、「あとまだ半分ある」と異なる見方をすることで未来志向的・肯定的に捉えることができて、次の行動にも変化が生じます。

　薬を隠したAさんの行動についても批判するのではなく、「とても真面目に薬のことを考えて、いろいろな情報も勉強していらしたのですね」などとリフレームしてAさんに応答して、これから先へ向けての相談の体制をつくることができます。

　このように、否定的な物の観方になりがちなことに対して、肯定的な観方を成立させることで変化への可能性が拡がります。第三者としての薬剤師は家族には見えにくいことが見える立場にもいますので、否定的と思われていることをリフレームすることで家族が肯定的な側面に気づくように支援します。

③家族との関係づくりとしてのジョイニング

　そこで、実際の服薬状況を知る必要がでてきました。まずは、Aさんの気持ちを知るために詰問口調にならないように、そのままの状態を受け入れる態度で、「飲めなかったお薬は全部捨ててしまうんですね」と訊ねると、Aさんはうつむきながら小さな声で、ようやく薬への否定的な思いを語ってくれました。

【ジョイニング－家族機能に薬剤師が仲間として家族に入ります】

　家族システムに入るために、薬剤師は家族のコミュニケーションの型やスタイルを

受け入れてそれに自分が入り込みます。家族を引っ張るのではなく、伴走するように、話し方や口調、ものの考え方などを合わせます。それにより薬剤師が家族のためにいることが分かり、家族は安心して素の姿を現すことができます。次の段階として薬剤師が示す服薬の考え方などを知り、新しいことをする勇気を持つことができます。

④地域システムのサブシステムとして家族を位置づけ、地域に開かれた家族システムをつくる。

　薬局に帰ってから、ケアマネージャーと、別居の娘さんに様子を聞いてみることにしました。それによると、Aさんの首下がりはある時突然起こり、整形外科などを受診していたとのこと。

　ただ、薬はカレンダーからなくなっているので、周りの方も皆、きちんと飲めていると思っていました。娘さんからは、「母は1日3食を作るのが難しくなってきているので、食事を朝と晩の2食ですませることが多い。薬を飲む回数は3回になっているが、2回に減らせないだろうか」と相談されました。

　一方、ケアマネージャーからは「デイサービスに行く日は、昼食後の薬を持って出ているのをヘルパーが確認している」とのこと。Aさんは、他人の目があれば薬をしっかり飲む姿勢を見せるのかもしれません。重要な薬が特に朝食後に多く、現在観察される体調不良が薬を飲まないことに起因している可能性を考え、医師に相談をしました。その結果、薬は「1日2回朝夕食後」に変更され、生活スタイルに合わせて服薬できるようにし、ヘルパーさんには見守りをしてもらうことにしました。

【多方向への肩入れ－特定の一人に偏らないように家族全員と公平な関係を結びます】

　薬剤師は家族間の意見の食い違いや不一致には注目せずに、その人にとっての真実を共感的に聴き、それぞれの立場と言い分を明確にしていき、誰が悪いとか決めつけないことが肝要です。その積み重ねにより、薬剤師は自分だけの味方にはならないが、皆に公平な判断を下してくれることを家族は理解し、話し合いの基礎づくりができます。別居の娘さんを家族のサブシステムとして位置づけ、共にこの家族を支えることの合意を得ることができたのは、コーディネーターとして薬剤師が機能したことに負うと考えられます。

> **まとめ**
> ・在宅訪問業務に「家族システム・家族療法」の視点を成立させることで、患者と薬剤師の1対1の人間関係という固定的な見方ではなく、常に変化し続けている家族の一員としての患者であることが明らかになります。その結果、患者への関わりの手がかりが拡がり、家族が地域に向けて開かれて機能するようになり、支援の手が拡がることにつながりました。
> ・多職種連携とは家族を含む、地域システムを形成することであり、流動的な家族システムの変化に即応できる地域連携システムとなるようなフットワークの軽さが求められています。

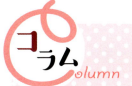

多職種連携

　在宅業務ではさまざまな職種の方との連携が求められます。必須項目として、患者宅訪問後の主治医とケアマネージャーへの報告書提出があります。医師へは医療面で、ケアマネージャーへは介護に関わる生活面で、報告とともに問題提起や提案を行うことで、連携をとっていきます。また訪問した患者宅で、ヘルパー、理学療法士、歯科医師、看護師などさまざまな職種の方と直接出会うことがありますが、そのような時こそ情報共有のチャンスです。例えばヘルパーから便通の様子を、歯科医師から入れ歯の調子を教えてもらうなど、薬剤師の訪問とは違う視点での情報が得られます。逆に他の職種の方から「今朝、薬を飲まなかったがどうしたらいいか」、「薬が入れ歯に挟まって困っている」、「もらった薬が何かわからなくなった」など、悩みごとを相談される場面は、薬剤師がどんな面で役に立てるのかを改めて知る良い機会になります。サービス担当者会議といった各担当者が一堂に会する場もありますが、日頃のこうした小さな連携の積み重ねこそが、多職種における薬剤師の信頼獲得のカギとなっています。　（荒川有紀子執筆）

8 チーム医療での円滑な多職種連携
アサーティブな態度でのアプローチ

関連するSBOs

▶薬学教育モデル・コアカリキュラム　A　基本事項
(4)多職種連携協働とチーム医療　▶4. 自己の能力の限界を認識し、状況に応じて他者に協力・支援を求める。（態度）　▶5. チームワークと情報共有の重要性を理解し、チームの一員としての役割を積極的に果たすように努める。（知識・態度）

キーワード　多職種連携　チーム医療　アサーション　コンフリクト

チーム医療での円滑な多職種連携－アサーティブな態度でのアプローチ

　患者一人一人にあった治療を、医師、薬剤師、看護師などの医療の専門職が協働して情報を共有しあいながら包括的に患者に関わっていくチーム医療が推進されています。各職種の専門性や認識の違いから連携をとることが難しいこともありますが、協力してより良い解決方法を見出すことが大切です。医師をはじめとする他の職種の方々に対して、薬剤師から患者に適した薬物療法を提案したり、協力を要請したりする場合には、相手を尊重した自己主張（アサーション）の仕方を学ぶ必要があります。

　近年、薬剤師も患者のお宅を訪問する在宅医療に積極的に関わるようになってきました。在宅医療では、医師、看護師、介護士、ケアマネージャーなど他の職種の方々と患者の治療・ケアの目標を共有しながら、自らの専門性を発揮して患者に対応することが不可欠です。

　患者の問題点について、他の職種の方と一緒に議論する時には、患者をみる視点が異なることから、時にコンフリクト(衝突、葛藤、対立)などが避けられない場合もあります。医療者間で信頼関係がある場合には建設的な話し合いが可能となりますが、まだ十分な信頼関係が築けていない場合には、結果的に患者に不利益が生じることがあります。

　患者の問題点の解決のために「薬剤師としての意見」を他の職種の方に伝える必要があっても、「どうせ言っても分かってくれない」、「うまくコミュニケーションがとれない」、「言い争いになるだけだ」と諦めてしまっていることはないでしょうか？ここでは、在宅医療を受けている患者の問題点を医師へどのように伝えるか、その実践例をご紹介します。

　ある日、薬剤師がAさんのご自宅を訪問したところ、処方されていた内服の医療用麻薬はほとんど余っていて、モルヒネの持続点滴が開始されていました。昨日、かかりつけ医のB先生はAさんの痛みの状況をみて、内服薬の追加ではなく、モルヒネの持続点滴を開始したようでした。Aさんにお話をお伺いすると「夜も痛くて眠れない」という一方で、「医療用麻薬を使ったらもう死んでしまうのではないか」という医療用麻薬に対するAさんの

解釈モデルがあり、医療用麻薬を服用していないことはB先生には伝えていないようでした。

　薬剤師からみたAさんの状態は、医療用麻薬に対する誤解はもちろんですが、モルヒネの持続点滴が始まったことにショックを受けているようでした。かかりつけ医師に対して、薬剤師はどのような対応をするか考えてみましょう。

悪い例

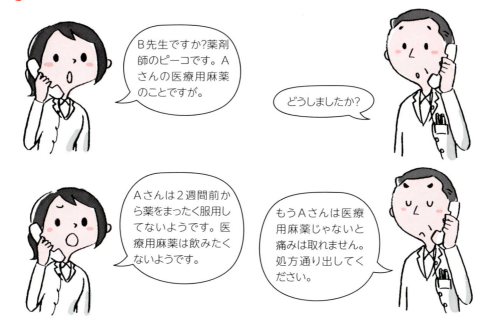

　この具体例をみて、薬剤師の対応のどの点が問題となっているのでしょうか？図31に、自分の要求を相手に理解してもらうためのアサーティブな態度での伝え方のプロセスを示します。今回のケースについて、このプロセスを使った対応を考えてみたいと思います。

《フローチャート》	《留意点》
① ・自分の気持ちを自覚し、自分の本当の要求に気づく（要求は1回につき1つに絞る）	・言いたいことの本質を考える
② ・「今よろしいですか」と相手の都合を確認する ・聞いてくれることになったらまず謝意を伝える（忙しい場合、趣旨を告げてアポイントをとる）	・相手を尊重する ・相手に感謝する
③ ・問題となっている状況を具体的に伝える ・自分の要求・依頼を提案する ・自分の要求を表現する	・相手が現実的に実行できるように、状況をよく読む ・感情中立的に ・具体的に提案する ・主語を"I"にし、自分を信じて、率直に
④ ・相手の意見を聞く ・代替案を再提案する(キャッチボールの感覚で)	・相手の立場に理解を示す ・感情中立的に ・ねばり強く
⑤ ・現実的調整をし、具体的な方法を決める ・相手に感謝する	・行動に移せるよう具体的に ・相手に感謝する

 図31 自分の要求をアサーティブに伝えるプロセス

（参考：橋本佐由理「ソーシャルスキルドリル SATアサーション編」j.union研究所, p38-39, 2006）

良い例

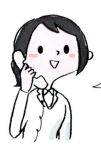

B先生ですか？薬剤師のピーコです。Aさんの医療用麻薬のことで今お時間よろしいでしょうか？

➡ 相手を尊重

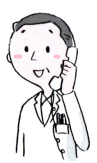

大丈夫です。どうしましたか？

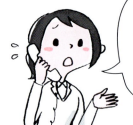

Aさんは2週間前から薬をまったく服用していないようです。医療用麻薬を飲むともう死んでしまうのではないかと考えて、飲みたくないようです。

➡ 状況の説明

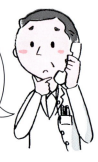

そうですか。でもAさんは医療用麻薬じゃないと痛みは取れないし困ったな。

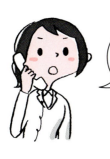 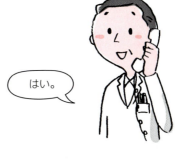

➡自分の要求の提案

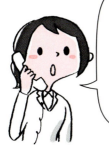 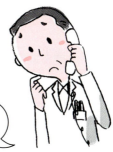

➡相手の意見を聴く

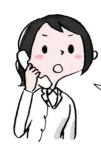 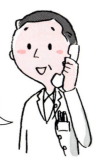

➡現実的調整をし、具体的な方法の決定

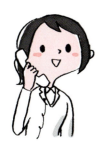 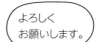 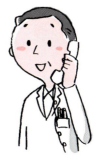

➡相手に感謝

　医療者である薬剤師の提案には、患者に合った適切な薬物治療の支援が期待されます。チーム医療の中で良い結果を導くためには、相手の話を聴き、自分の意見を伝え、しっかり議論して、失敗しつつも相手を思いやり、そして実行するということの繰り返しこそがチームでの信頼関係を築くことになります。

　「相手の話をしっかり聴く」ことがアサーティブな態度を身につける一歩であり、「自分の主張」を相手に理解してもらうことにもつながるでしょう。

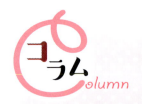 ## 多職種連携教育

　チーム医療を実践するために、学生時代から学部横断的にチーム医療を再現し、互いのことを学びあう多職種連携教育(Interprofessional education：IPE)が行われています。他の医療系学部と交流を持つことによって、互いの専門性を理解し、多職種で連携していくことの重要性を認識することができ、チーム医療推進につながると考えられています。現在薬学部の教育においてもIPEが導入され、他の医療系の学生たちとの交流が行われています。

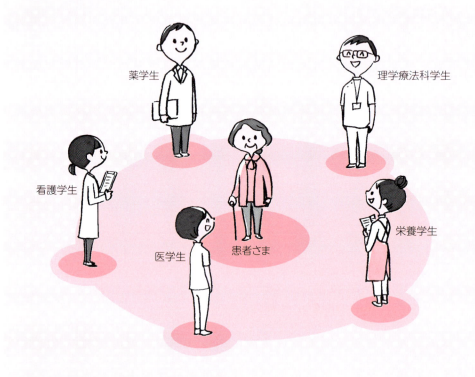

「考え方のクセが影響している 服薬アドヒアランス不良な患者」への対応
9
認知再構成法を用いた服薬支援アプローチ

関連するSBOs

▶薬学教育モデル・コアカリキュラム　A　基本事項

(3)信頼関係の構築

①コミュニケーション　▶5. 相手の心理状態とその変化に配慮し、対応する。(態度)

▶7. 適切な聴き方、質問を通じて相手の考えや感情を理解するように努める。(技能・態度)

②患者・生活者と薬剤師　▶2. 患者・家族・生活者の心身の状態や多様な価値観に配慮して行動する。(態度)

キーワード　認知行動療法 (Cognitive behavioral therapy:CBT)　認知再構成法　出来事　考え　気分　行動　根拠　反証　適応的思考　考え方のクセ

　認知再構成法は認知行動療法 (Cognitive behavioral therapy：CBT)のスキルの1つです。認知行動療法とは、「人間の気分や行動が認知のあり方 (ものの考え方・受け取り方)に影響を受ける」という理解に基づき、精神疾患を治療することを目的として構造化された精神療法です。そして認知再構成法は、抑うつ状態で、考えの偏り (考え方のクセ)に縛られて問題解決が進んでいない時に活用できるスキルで、考えを柔軟に切り替え、しなやかな考え方を身につける方法です。

　薬局に来局する患者の中には疾病や服薬に関してさまざまな後悔・不安・怒り等があり、薬剤師の伝える知識や情報 (服薬指導)を受け取る準備ができていない人がいます。そのような人にはまず、心に寄り添いながら患者が抱えている問題を解決する、または気持ちを楽にしてあげなければ、通常の服薬指導を受け入れてはくれません。

　つまり認知再構成法を用いた服薬支援アプローチでは、不安な出来事などが起こった時に患者の頭に浮かんだ考えを捉え、気分などを確認した上で、その考えを裏づける事実 (根拠)とその考えと矛盾する事実 (患者が気づいていない事実：反証)を薬剤師の問いかけにより患者自身が自ら気づくよう導くことで、患者に視野を広げた考えを持ってもらい、その結果として、考え方が適応的 (適応的思考)になり気分が楽になる、というアプローチです。図32の上段は現在の患者が薬を飲まなくなった根拠、考え (非適応的思考)、気分、行動です。その反証を導き出すことで、下段のような考え (適応的思考)、気分、行動に変わっていくことが期待できます。

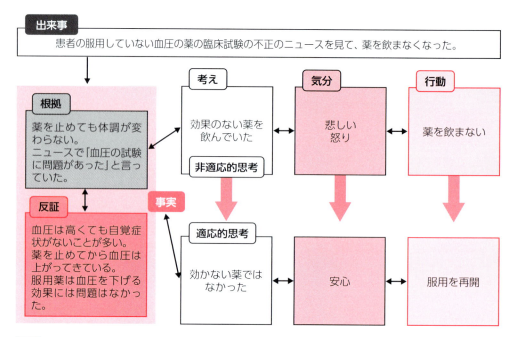

図32 認知再構成法を取り入れた服薬支援の例（CBT-A服薬支援研究会作成）

　このように非適応的思考により気分が落ち込み、服薬アドヒアランスが不良になっている患者には、薬剤師が良かれと思って薬学的知見から服薬遵守を指導しても受け入れてはくれません。このような場合、認知再構成法を用いた服薬支援アプローチ（図33）が役に立ちます。ここでは薬局窓口での実践例をご紹介します。

状況：胃潰瘍で胃薬を半年間服用している患者（服薬状況良好で残薬なし）。服薬していて何か気になることがないか質問してみると・・・。

実践マンガ　　**認知再構成法**

プロセス1　考え・気分・根拠を確認する

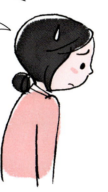
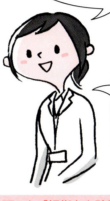

- 実は、この薬を飲むと太るのでもう飲みたくないんです。
- そうなんですか、このお薬で太っているとお考えなのですね・・・。太るから嫌だなって思い始めたのは、いつ頃からでしょうか?
- そうですねぇ・・・。飲み始めて2〜3ヶ月したころから体重が増えてきて、昨日計ったら5kgも増えていたので心配で・・・。だから、3ヶ月ほど前からかしら?
- なるほど・・・飲み始めてから5kgも太ったので、さらに太ると思ったら心配になったのですね。

「気分」を落ち込ませる「考え」に至った「根拠」を確認する。

プロセス2　反証を引き出す①

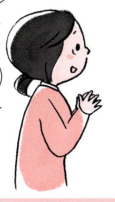
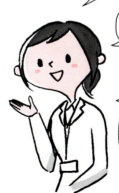

- 飲み始めてから太られたということですが、それがお薬のせいだと思われる理由って他にありますか?
- 実は、私の友達も以前胃薬を飲んで太ったといっていたので・・・。
- お友達は同じお薬でしたか?
- いいえ、名前は違いましたけど・・・。
- 名前は違っていてもやはり、気になりますよね。

「根拠」以外の、患者が気づいていない事実(「反証」)を患者自身で気づくように問いかける。

プロセス 3 反証を引き出す②

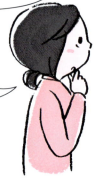

- 半年前お薬を飲み始めた頃、胃はどんな具合でしたか？
- 半年前は、胃が痛くて、食べたくても食べられなくて体重もかなり減ってしまいました。お薬をいただいて、しばらくしてお食事を美味しく感じた時は嬉しかったです。
- お食事が美味しくなって良かったですね。先ほど体重が減ってしまったとおっしゃっていましたが、胃が痛む前と比べていかがですか？
- そうですね、1年前は今よりも体重が10kgくらい多かったですね〜。
- それでしたら今でもお元気な頃より痩せていらっしゃるんですね。

「根拠」以外の、患者が気づいていない事実（「反証」）を患者自身で気づくように問いかける。

プロセス 4 適応的思考に切り替わり気分が楽になる

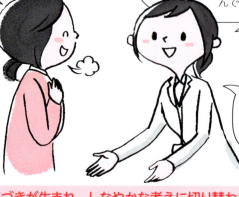

- あぁ、そうですね・・・。それではお薬のせいじゃなくて、食事が摂れるようになったから、体重が戻ってきているってことですね。
- そのようですね。念のためにお薬の可能性も調べてみますね。・・・こちらのお薬には、副作用として体重増加の記載はありませんでしたよ。
- そうなんですね。分かりました。安心しました。
- 良かったです。また何かありましたらいつでもご相談ください。

新しい気づきが生まれ、しなやかな考えに切り替わり、結果、気分が楽になる。
⇒薬剤師の説明に耳を傾けるモードに入ることができる。

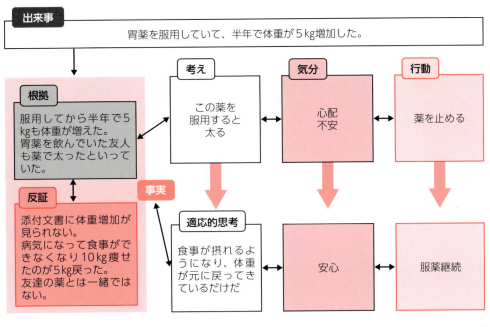

図33 実践例における認知再構成法を用いた服薬支援アプローチ（CBT-A服薬支援研究会作成）

このような患者に出会った時には、通常の服薬指導だけでなく、心に寄り添いながら患者の「考え」と「現実」のギャップに目を向け、目の前の問題に適切に対応できるよう支援しましょう。

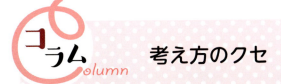

考え方のクセ

　私たちは物事の考え方にクセを持っていて、その考え方によって、気分や行動が影響を受けています。特につらい気持ちにさせた考えを捉えてみると、考え方のクセによるところが多いものです。考え方のクセには①べき思考、②先読み、③深読み、④思い込み（レッテル貼り）、⑤自己批判（自己関連づけ）、⑥白黒思考（全か無か思考）といった切り分け方があり、患者との対話に隠れている"考え方のクセ"に注目することが適応的思考を見つけるのに有用です。

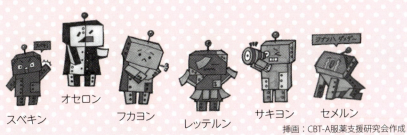

挿画：CBT-A服薬支援研究会作成

169

禁煙治療をサポートするアプローチ

関連するSBOs

▶薬学教育モデル・コアカリキュラム　A　基本事項
(3)信頼関係の構築
①コミュニケーション　▶5.相手の心理状態とその変化に配慮し、対応する。(態度)
▶7.適切な聴き方、質問を通じて相手の考えや感情を理解するように努める。(技能・態度)　▶9.他者の意見を尊重し、協力してよりよい解決法を見出すことができる。(知識・技能・態度)

 禁煙サポート　身体的依存　精神的依存　動機づけ面接法　5A
5R

　禁煙治療は、喫煙している本人が禁煙を決意することなしに成功することはありません。しかし、喫煙者の多くは、喫煙が健康被害をもたらすことが科学的に明らかであることが分かっていても、禁煙することができず、禁煙を決意することすら難しくなります。これは薬物依存の克服に共通する難しい点といえます。

　このケーススタディで紹介する5Aと5Rは、喫煙者だけでなく受動喫煙による健康被害を防ぐ、つまり、国民の健康な生活を確保するためには禁煙推奨が重要であるという医療者の立場から、喫煙者への向き合い方と禁煙を支援するためのアプローチです。

　喫煙者の多くは、禁煙がとても難しいと感じています。喫煙者が禁煙できないと考える理由は依存によるものです。健康に悪いことが分かっていてもやめられないという精神的依存があると、やるべきことを差し置いて喫煙が優先される状態にあります。タバコが健康に悪いという事実を否定する(否認)、都合のよい理由をつけて自分を正当化する(合理化)といった防衛機制がみられ、認知の歪みが引き起こされます。

　また、身体的依存であるニコチンを摂取できなくなることによる種々の不快症状(離脱症状)は、非常に辛いものであり、それを克服する気持ちの余裕がなかなか持てません。さらに、喫煙者のコミュニティーから抜け出すことができないといった人間関係への依存が起こっている場合があります。

　これらの依存症は、カウンセリングと薬物療法を合わせた治療によって効果的に回復させることができます。禁煙治療薬には医療用医薬品の他に一般用医薬品の製品が複数あります。依存症を克服するための治療であることから、医療機関を受診せずに治療する場合でも、薬剤師などが一定の期間にわたり効果的に関わることが重要であるといえます。また、受動喫煙による健康被害を減らすためには、治療を開始した人だけでなく、禁煙への関心を促すような関わりも重要です。この関わり方の参考になるものに、米国禁煙ガイド

ライン等において指導の方法に掲げられている５Ａと５Ｒがあります。

　５Ａは、喫煙者に禁煙を考えるきっかけを作るための質問と、その状況に応じて指導や支援をするためのアプローチです。５Ｒは、禁煙するつもりのない人に対して行われる動機づけ面接法の原理を取り入れたアプローチです。喫煙者に対して最初に行うアプローチは５Ａです。５つのＡとは、①**Ask**（喫煙の状況を尋ねる）、②**Advice**（禁煙の必要性を助言する）、③**Assess**（禁煙の行動変容ステージがどの段階かを評価する）、④**Assist**（禁煙に向けた支援を行う）、⑤**Arrange**（禁煙を維持できるように支援する）です。このうち、①～③は時間をかけずに実践することができ、かつ、禁煙に関心を持つ人を増やすことができるといわれています。④は、患者が禁煙治療を計画すること（問題があればそれを解決に導くなど）を支援します。⑤では、治療を開始した患者のフォローアップを行います。

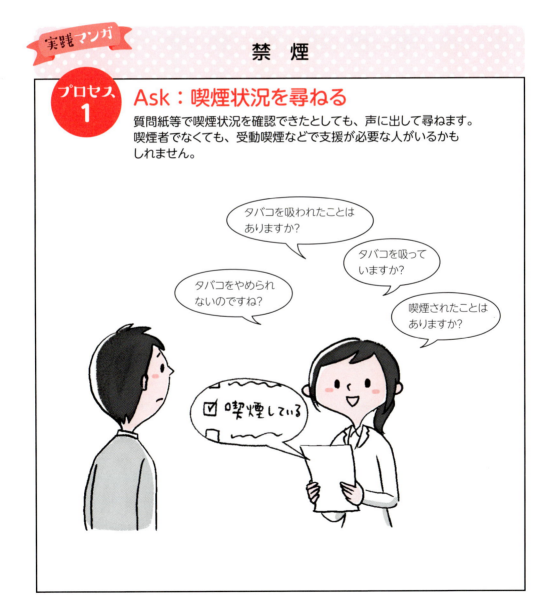

プロセス 2 Advice：禁煙を勧める

その場で助言をします。助言は「減らしてください」「控えてください」ではなく、「禁煙を勧めます」とはっきり伝えることが大切です。

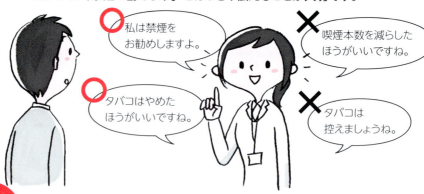

プロセス 3 Assess：禁煙への意欲を評価する

2のステップの反応をみて、禁煙に対する気落ちを確認します。
相手が①無関心期、②関心期、③準備期、④実行期、⑤維持期のどのステージにいるかを推察し、次にどんな関わりをすべきかを決めます。

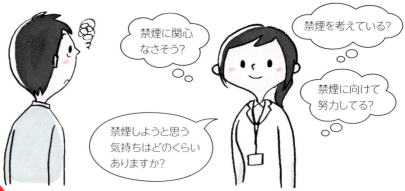

プロセス 4 Assist：禁煙を支援する

誰にでも同じような支援をするのではなく、相手のステージに合わせて支援の方法を変えます。禁煙へのモチベーション、禁煙継続へのモチベーションを高めることを目指します。

無関心期は医療者の言葉に抵抗を示すことがあるので無理強いはしません。しかし、誤った認識に医療者が同意してはいけません。

どうやって禁煙しようと考えている段階は**準備期**です。治療の選択肢、それぞれの説明、その人に合った治療法の選択などをアドバイスします。

禁煙は問題と感じている段階は**関心期**です。禁煙のメリットを伝えて、動機づけを強化します。

禁煙するつもりがないと感じたら？
5Rは、禁煙するつもりがない人へのアプローチです。
　Relevance：関連づけ
　Risks：リスクの説明
　Rewards：禁煙の効果を説明
　Roadblocks：障壁の特定
　Repetition：繰り返し介入

プロセス5　Arrange：禁煙維持を支援する

禁煙治療を開始しても、喫煙衝動や副作用で治療を中断してしまう人や、再喫煙によって治療をあきらめてしまう人がいます。また、一度禁煙治療が成功しても、再び喫煙者になってしまうリスクは常にあります。禁煙治療は、治癒ではなく回復（寛解）です。治療中でも治療後でも、禁煙を継続している人をフォローアップし、禁煙を賞賛します。再喫煙をしてしまった場合でも、否定せずに、再び禁煙をするように促します。

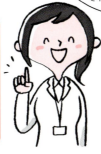

「禁煙を続けておられると聞いて、嬉しいです。」

「タバコを吸いたい気持を抑えるために、食後に歯磨きをするようになったのですね。それはすごくいい習慣ですね。」

実行期には、喫煙衝動や治療薬の副作用で禁煙を断念することがないように、相談しやすい雰囲気をつくり、訴えへの対処法を伝えます。相手を否定せず、努力している点を認め、賞賛します。

維持期であれば、自己効力感を高めるように、効果の確認、継続意思の確認、継続のためのアドバイスを行います。

　5Aの③では、禁煙への行動変容ステージを分類しますが、禁煙するつもりがない無関心期の喫煙者への対策に5Rを用います。5Rは、①**Relevance**（関連性：患者がなぜ禁煙と関わっているのかを、病気の状態、危険性、家族、社会的な立場など、禁煙と動機づけの情報となる個人的な問題を関連づけて説明する）、②**Risks**（リスク：喫煙の危険性に対する認識を聞き、患者に関係するものを取り上げて、禁煙しなければリスクは減らせないことを説明する）、③**Rewards**（報酬：禁煙した場合の利点を、患者に関係ありそうなことに焦点を当てて説明する）、④**Roadblocks**（障害：禁煙の妨げになるものを明確にして、それを解決するために助言する）、⑤**Repetition**（反復：動機づけを強化するための働きかけを反復して行う）です。

　禁煙治療に前向きになれない喫煙者には、禁煙するつもりがない人だけでなく、禁煙を諦めてしまっている人もいます。医療者の声かけや、さりげない情報提供が無駄になることはありません。禁煙をサポートする行動を継続することで、あなたが人々の健康を支援する立場であるということを周囲が認識し、医療者としての信頼につながるでしょう。

参考文献
　　＜ケーススタディ①＞
1) 足達淑子「ライフスタイル療法　第2版」6-16, 医歯薬出版, 2006
2) 畑栄一，土井由利子「行動科学　健康づくりのための理論と応用」60-75, 南江堂, 2012
　　＜ケーススタディ②＞
3) 野呂瀬崇彦「薬局で活用するコーチング・コミュニケーション」じほう, 2006

4) 岡田唯男「効果的に外来で教育を行う―5つのマイクロスキル」JIM，14.5，p399-403，2004
5) Heron「Helping the Client」SAGE, 2001
   ＜ケーススタディ③＞
6) 今留忍「身体的・精神的健康度に対するコーピングの影響」日本未病システム学会雑誌，14(2)、p147－154，2008
   ＜ケーススタディ④＞
7) ジョン・カバットジン「マインドフルネスのはじめ方」金剛出版，2017
8) 貝谷久宣，熊野宏昭，越川房子「マインドフルネス　基礎と実践」日本評論社，2016
9) 吉田昌生「マインドフルネス瞑想入門」WAVE出版，2015
10) 山口創「子育てに効くマインドフルネス」光文社，2017
   ＜ケーススタディ⑤＞
11) 北名古屋市　回想法ホームページ　日本で初めて地域に回想法を取りいれて介護予防，認知症予防や地域づくりを実施しています。www.city.kitanagoya.lg.jp/fukushi/3000075.php
   ＜ケーススタディ⑥＞
12) Trisha Greenhalgh and Brian Hurwitz「Narrative Based Medicine」BMJ books，p247-265，2000
13) 斎藤清二，岸本寛史「ナラティブ・ベイスト・メディスンの実践」金剛出版，p13-61，2011
14) The National Coalition for Cancer Survivorship: NCCS (https://www.canceradvocacy.org)
15) 斎藤清二，岸本寛史他「ナラティブ・メディスン　物語能力が医療を変える」医学書院，p3-20，2011
16) トリシャ・グリーンハル「ナラティブ・ベイスト・メディスン　臨床における物語りと対話」金剛出版，p3-17，2001
   ＜ケーススタディ⑦＞
17) 中釜洋子他「家族心理学」有斐閣ブックス，2008
   ＜ケーススタディ⑧＞
18) 日本ファーマシューティカルコミュニケーション学会「薬学生・薬剤師のためのヒューマニズム」羊土社，p184-190，2014，
19) 橋本佐由理「ソーシャルスキルドリル SATアサーション編」J. union研究所，p38-39，2006
20) アン・ディクソン「それでも話し始めよう　アサーティブネスに学ぶ対等なコミュニケーション」クレイン，2006
   ＜ケーススタディ⑨＞
21) 大野裕「こころのスキルアップ・プログラム認知療法・認知行動療法の視点から」web
22) Charme 2015年夏号vol.2 NIPRO
23) Alfresa Pharmacy News No.248 2015.7-②
24) 田沼和紀，渡邉文之，前田初代他「薬局薬剤師が心に寄り添う服薬支援をすることを目的とした認知行動療法的アプローチを用いた研修プログラムの開発と検証」YAKUGAKU ZASSHI，Vol.137，No.2，p227-240，2017
25) 患者の心に寄り添う薬剤師になろう！～認知行動療法的アプローチによる服薬支援（導入編）～，日本大学薬学部薬剤師実践セミナー（講師：CBT-A服薬支援研究会）
   ＜ケーススタディ⑩＞
26) 日本禁煙学会編「禁煙学（改訂3版）」南山堂，2014

基礎から学ぶ！行動科学　〜理論とその技法〜

2018 年 4 月 18 日　初版発行
2022 年 2 月 18 日　第 3 刷発行

編　　集　日本ファーマシューティカルコミュニケーション学会
発　　行　株式会社薬事日報社
　　　　　東京都千代田区神田和泉町 1 番地
　　　　　電話：03-3862-2141　FAX：03-3866-8408
　　　　　https://www.yakuji.co.jp/
組版・表紙デザイン　株式会社オセロ
印　　刷　永和印刷株式会社
ISBN 978-4-8408-1426-3